应考掌中宝

中医诊断学速记

编著 吴承玉 徐 征

中国中医药出版社

·北京·

图书在版编目(CIP)数据

中医诊断学速记/吴承玉,徐征编著.—北京:中国
中医药出版社,2016.3(2023.1重印)
(应考掌中宝)
ISBN 978-7-5132-2852-7

Ⅰ.①中… Ⅱ.①吴…②徐… Ⅲ.①中医诊断学-
医学院校-自学参考资料 Ⅳ.①R241

中国版本图书馆 CIP 数据核字(2015)第 261959 号

中国中医药出版社出版
北京经济技术开发区科创十三街 31 号院二区 8 号楼
邮政编码 100176
传真 010-64405721
三河市同力彩印有限公司印刷
各地新华书店经销

＊

开本 889×1194 1/64 印张 3.75 字数 119 千字
2016 年 3 月第 1 版 2023 年 1 月第 2 次印刷
书号 ISBN 978-7-5132-2852-7

＊

定价 18.00 元
网址 www.cptcm.com

如有印装质量问题请与本社出版部调换
版权专有 侵权必究
服务热线 010-64405510
购书热线 010-89535836
微信服务号 zgzyycbs
微商城网址 https://kdt.im/LIdUGr
官方微博 http://e.weibo.com/cptcm
天猫旗舰店网址 https://zgzyycbs.tmall.com

前○言

　　为了帮助中医药院校考生学习、复习和应考,我们在全国中医药院校遴选了具有丰富的专业教学经验以及相关考试辅导和培训经验的一线教师,编写了本套"应考掌中宝"丛书。本丛书以全国中医药行业高等教育"十二五"规划教材及其教学大纲为基础,结合编者们在各自日常专业教学及各种相关考试辅导和培训中的经验,并参照研究生入学、临床执业医师资格等考试的要求编写而成。是对教材全部考点进行系统归纳的一套便携式学习、应考用书。本丛书的编写顺序与教材的章节顺序基本相同,可以为中医药院校本科生、专科生、中医药成人教育学生、中医执业医师资格考试人员及其他学习中医药的人员同步学习和复习提供帮助,使学习、应考者能快速掌握学习重点、复习要点和考试难点。

本丛书包括《中医基础理论速记》《中医诊断学速记》《中药学速记》《方剂学速记》《针灸穴位速记》《推拿学速记》《内经速记》《伤寒论速记》《金匮要略速记》《温病学速记》《正常人体解剖学速记》《生理学速记》和《生物化学速记》等 13 个分册。本丛书具有以下特点：①内容简明直观，高频考点全覆盖；②重要考点归纳到位，符合记忆和复习规律；③浓缩精华，其"短、平、快"的形式和"精、明、准"的内容结合完美。方便考生在短时间内把握考试精髓，抓住常考点和必考点，稳而准地拿到高分，顺利通过考试。

中国中医药出版社
2015 年 2 月

编写○说明

　　《中医诊断学》是根据中医学的基本理论,研究诊察病情、判断病证的基础理论、基本知识和基本技能的一门学科。它是中医学各专业的基础课,是基础理论与临床各科之间的桥梁,是中医学专业课程体系中的主干课程。

　　本课程主要包括诊法、辨证、诊断综合运用等内容。诊法部分包括望、闻、问、切四诊,辨证部分包括八纲辨证、病性辨证、病位辨证等。

　　本书编写目的,旨在帮助学生在较短时间内,对全国中医药行业高等教育"十二五"规划教材《中医诊断学》(第九版)及全国普通高等教育中医药类精编教材《中医诊断学》(第2版)的主要内容,按教学大纲的要求及时领会和理解,便于掌握和记忆。编写力求标题醒目、重点突出、文字精练。编写体例篇、章、节与教材基本同步,内容与教材保持基本一致。

本书每章内容分【重点直达】【释难解疑】两部分。其中【重点直达】以大纲为依据,以掌握的内容为主线,以表格或图例形式重点表示;【释难解疑】主要是对以上无法收入,但又必须掌握的内容,如名词解释、比较鉴别及不易理解的难点、疑点等进行分析解难。最后附有思考题及参考答案,供学生思考。

本书为"应考掌中宝"丛书之一,可供中医学专业本科、九年制本博连读、八年制本硕连读、中西医临床医学专业本科、针灸推拿学专业本科学生、研究生及专科学生、自学中医者学习《中医诊断学》时参考,对学习起到助学、助考、解难的作用。

由于我们学识有限,书中不当之处在所难免,希望广大读者提出宝贵意见,以便再版时修正。

吴承玉

徐　征

2015 年 10 月 1 日

目○录

绪　论

第一章　望　诊

第七章 病位辨证

第八章　中医诊断思维与方法

第九章 中医医案与病历书写

绪　论

【重点直达】

一、中医诊断学的主要内容

诊法：对患者进行诊察、收集病情资料的基本方法＝四诊。

诊病：判断疾病病种，得出病名诊断＝辨病。

辨证：对疾病当前的病位与病性等本质作出判断，并概括为完整证名。

病历：临床有关诊疗等情况的书面记录，亦称病案、诊籍。

二、中医诊断学的基本原理

1. 司外揣内

2. 见微知著

3. 以常衡变

4. 因发知受

三、中医诊断学的基本原则

1. 整体审察

2. 诊法合参

3. 病证结合

4. 动静统一

【释难解疑】

1. 有关"症"的若干概念

（1）症：症状和体征的统称。症状，患者主观感到的痛苦或不适，如头痛、耳鸣、胸闷、腹胀等；体征，客观检查到的身体异常征象，如面色㿠白、舌苔黄、脉浮数等。

（2）病状：《医学源流论》说："辨其生之因各不同，而病状所由异。"即疾病所表现的状态，也就是症状。

（3）病形：出《灵枢·邪气脏腑病形》。即疾病所表现的病理形态和症状。

（4）病候：源于《诸病源候论》。即疾病所表现的种种征候，也就是症状。

2. 关于辨"病"与"证"

（1）病：与健康相对应的概念。是对疾病全过程的特点与规律所做的病理概括。

（2）辨病：即诊病。对疾病的病种作出判断，得出病名诊断。

（3）病名：是指各种具体疾病的名称。如疟疾、痢疾、肺痈等。

（4）证：是中医学的一个特有概念（不同于"病"、"症"）。是对疾病某阶段机体整体反应状态所作的病理概括，是对疾病当前本质所作的结论。

（5）证候：即证的外候。是指特定证所表现的、具有内在联系的症状及体征等，是辨证的依据。如发热恶寒、头痛、脉浮等。

（6）证素：证的要素。指辨证所要辨别的心、脾、肾、肝、胃等病位和气虚、血虚、痰、瘀、寒等病性。证素是通过对证候的辨识而确定的病理本质，是构成证名的基本要素。

（7）证名：证的名称。由病位、病性等证素所构成的诊断名称。如风热表证、痰热壅肺证、膀胱湿热证、肝郁脾虚证等。

（8）证型：证的类型。指临床常用而规范的标准证名。如脾肾阳虚证等。

（9）辨证：根据中医学理论，对证候（症状、体征等）及相关资料进行分析，辨别病位、病性等证素，并作出证名诊断的思维认识过程。

　　3. **名词解释**

　　（1）黑箱理论：是近代控制论所指的在不干扰和不破坏研究对象本身结构的条件下，从外部对它进行试验观察，以了解研究对象内部情况的研究方法。

　　（2）生物全息：指生物体的每一局部，可以包含有整个生物体的信息。

　　（3）缩影：人体某一局部的表现，包含着脏腑的信息，好像是整个形体缩小了的影子。

第一章 ○ 望 诊

【重点直达】

第一节　全身望诊

一、望神

神——人体生命活动的整体表现。

表 1-1 望　神

	临 床 表 现	临床意义
得神	两目灵活,明亮有神,面色荣润,含蓄不露,神志清晰,表情自然,肌肉不削,反应灵敏	精气充足
少神	两目晦滞,目光乏神,面色少华,暗淡不荣,精神不振,思维迟钝,少气懒言,肌肉松软,动作迟缓而反应尚正确	精气不足

	临 床 表 现	临床意义
失 神	两目晦暗,目光无神,面色无华,晦暗暴露,精神委靡,意识模糊,形体羸瘦,反应迟钝,手撒尿遗	精亏神衰——虚证。精气大伤,功能严重衰减
	神昏谵语,循衣摸床,撮空理线;或卒倒神昏,两手握固,牙关紧急	邪盛神乱——实证。精气失调,功能严重障碍
假 神	原本目光晦暗,突然目似有光,但浮光外露;原本面色晦暗,突然两颧泛红如妆,但游移不定;原本神昏或精神极度委靡,突然神识似清,想见亲人,言语不休,但烦躁不安;原本身体沉重难移,忽思起床活动,但不能自转;原本毫无食欲,久不能食,突然索食,食量骤增	脏腑精气极度衰竭,正气将脱,阴不敛阳,阴阳即将离决,虚阳外越
神 乱	焦虑恐惧:时时恐惧,焦虑不安,心悸气促,不敢独处一室	脏躁。虚证。心胆气虚,心神失养
	狂躁不安:狂躁妄动,胡言乱语,少寐多梦,打人骂詈,不避亲疏	狂病。阳证。痰火扰心
	淡漠痴呆:表情淡漠,神识痴呆,喃喃自语,哭笑无常,悲观失望	癫病、痴呆。阴证。痰蒙心神或禀赋不足
	卒然昏倒:突然昏倒,口吐涎沫,两目上视,四肢抽搐,醒后如常	痫病。肝风挟痰上蒙清窍

二、望色

色——反映气血盈亏和运行情况(不同病性和脏腑疾病),属血属阴。

泽——反映脏腑精气盛衰(病情轻重,预后),属气属阳。

原理:面部的血脉丰盛,为脏腑气血之所荣;且面部皮肤薄嫩外露,色泽变化易于观察。

1. 常色

人体生理状态时的面部色泽。特点:明润、含蓄。主色(禀赋所得的基本色);客色(受季节气候、地理环境、饮食情绪、运动等因素影响,面部发生的正常色泽变化)。

2. 病色

人在疾病状态时的面部色泽。特点:晦暗、暴露。善色(面色虽有异常,但仍光明润泽);恶色(面色异常,且枯槁晦暗)。

3.《素问·刺热》面部分候脏腑

额——心;鼻——脾;左颊 ——肝;右颊——肺;颏——肾

4. 望色十法

浮——表,沉——里;清——阳,浊——阴;微——

虚,甚——实;散——新病,病去,抟——久病,病进;
泽——轻,夭——重

5. 五色主病

表1-2 赤　色

临 床 表 现	临 床 意 义	
满面通红	实热证	
两颧潮红	阴虚证	热证,戴阳证
久病重病面色苍白,却时而泛红如妆,游移不定	戴阳证	

表1-3 白　色

临 床 表 现	临 床 意 义	
淡白无华,唇舌色淡	血虚	
㿠白	阳虚	虚证(血虚、气虚、阳虚)、寒证
苍白	亡阳、气血暴脱,或阴寒内盛	

表1-4 黄　色

临 床 表 现	临 床 意 义	
萎黄	脾胃气虚	
黄而虚浮	脾虚湿蕴	脾虚、湿证
面目一身俱黄	黄疸。阳黄——湿热;阴黄——寒湿	

表1-5 青 色

临 床 表 现	临 床 意 义	
淡青或青黑	寒盛,痛剧	寒证、疼痛、气滞、血瘀、惊风
面色与口唇青紫	心气、心阳虚衰,或肺气闭塞	
突见面色青灰,口唇青紫、肢凉脉微	真心痛。心阳暴脱,心血瘀阻	
青黄	肝郁脾虚	
小儿鼻柱、眉间、唇周发青	惊风	

表1-6 黑 色

临 床 表 现	临 床 意 义	
黑而暗淡	肾阳虚	肾虚、寒证、水饮、血瘀、剧痛
黑而干焦	肾阴虚	
眼眶周围发黑	肾虚水饮,或寒湿带下	
面色黧黑,肌肤甲错	瘀血日久	

附:
　　望色十法:浮沉分表里,清浊审阴阳,微甚别虚实,散抟辨新久,泽夭测成败。

三、望形

表1-7 望形体

	临 床 表 现	临 床 意 义
形 体	骨骼粗大,胸廓宽厚,肌肉充实,皮肤润泽,筋强力壮,精力充沛,食欲旺盛	体质强壮,内脏坚实,气血旺盛,抗病力强,不易生病,有病易治,预后较好
	骨骼细小,胸廓狭窄,肌肉瘦削,皮肤枯槁,筋弱无力,精神不振,食少懒言	体质虚衰,内脏脆弱,气血不足,抗病力弱,容易患病,有病难治,预后较差
	体胖能食,肌肉坚实,神旺有力	形气有余
	体胖食少,肉松皮缓,神疲乏力	形盛气虚。阳气不足,多痰多湿
	形瘦食多	中焦有火
	形瘦食少	中气虚弱
	体瘦颧红,潮热盗汗,口咽干燥	阴虚火旺
	久病重病卧床不起,骨瘦如柴	脏腑精气衰竭,气液干枯
体 质	阴脏人	阳较弱而阴偏盛
	阳脏人	阴较亏而阳偏旺
	阴阳和平之人	阴阳平衡,气血调匀

四、望态

表1-8 望姿态

	临床表现	临床意义
动静	动,强,仰,伸	表证;阳证;热证;实证
	静,弱,俯,屈	里证;阴证;寒证;虚证
体位	坐而仰首,胸胀气粗	肺实气逆
	坐而喜俯,少气懒言	体弱气虚
	但坐不得卧,卧则气逆	咳喘肺胀,或水饮停于胸腹
	但卧不能坐,坐则神疲晕眩	脱血夺气,或肝阳化风
	坐时以手抱头,头倾不能昂,凝神熟视	精神衰败
	仰卧伸足,掀去衣被	实热证
	蜷卧缩足,喜加衣被	虚寒证
	坐卧不安	烦躁,或腹满胀痛
	站立不稳,其态似醉,并见眩晕	肝风内动
	不耐久站,站立时常欲依靠它物支撑	气血虚衰
	行走时身体震动不定	肝风内动,或筋骨受损
异常	唇、睑、指、趾不时颤动,手足蠕动,四肢拘挛,四肢抽搐,角弓反张	肝风内动
	循衣摸床,撮空理线	失神
	半身不遂,口眼歪斜	中风

临 床 表 现		临 床 意 义
	卒然昏倒,不省人事,伴四肢抽搐,口吐涎沫,两目上视,移时苏醒,醒后如常	痫病
	卒然昏倒,伴见四肢厥冷,而呼吸自续	厥证
	盛夏卒倒,面赤汗出,甚而昏迷痉厥	中暑
异常	手足软弱无力,行动不灵而无痛	痿证
	四肢关节肿痛,屈伸不利	痹证
	儿童手足伸屈扭转,挤眉眨眼,努嘴伸舌,状似舞蹈,不能自制	气血不足,风湿内侵
	恶寒战栗	邪正剧争,欲作战汗

第二节 局部望诊

一、望头面

表 1-9 望头形动态

临 床 表 现	临 床 意 义
巨 颅	先天不足,肾精亏损,水液停聚于脑
小 颅	先天肾精不足,颅骨发育不良
方 颅	肾精不足;脾胃虚弱
头 摇	肝风内动之兆;气血虚衰,脑神失养

表 1-10　望 囟 门

临 床 表 现	临 床 意 义
囟门高突	囟填。温病火邪上攻；脑髓病变；颅内水液停聚(实证)
囟门凹陷	囟陷。吐泻伤津、气血不足；先天精气亏虚、脑髓失充(虚证)
囟门迟闭,常兼有五软、五迟	解颅。先天肾气不足,或后天脾胃虚弱,发育不良

表 1-11　望　　发

临 床 表 现		临 床 意 义
发黄干枯,稀疏易落		精血不足
青年白发		肾虚；劳神伤血；先天禀赋
发稀不长,或发疏易断		肾虚或精血不足,或阴虚血燥
小儿头发稀疏黄软,生长迟缓,甚至久不生发,或枕后发稀		先天不足,后天失养,脾肾亏虚
小儿发结如穗,枯黄无泽,面黄肌瘦		疳积
突然片状脱发		斑秃。血虚受风；情志失调,损伤精血
青壮年头发稀疏易脱	伴腰膝酸软,头晕耳鸣	肾虚
	伴头皮瘙痒,多屑多脂	血热化燥,或兼痰湿

表 1-12　望　　面

	临　床　表　现	临　床　意　义
面肿	眼睑颜面先肿，发病较速	阳水。外感风邪，肺失宣降
	足部下肢先肿，发病较缓	阴水。脾肾阳虚，水湿泛溢
腮肿	腮部以耳垂为中心肿起，边缘不清，局部灼热疼痛	痄腮。外感温毒
	颧下颌上耳前发红肿起，伴有寒热、疼痛	发颐。阳明热毒上攻
面削颧耸		脏腑精血消耗殆尽
口眼歪斜	无半身瘫痪	风邪中络
	兼半身不遂	中风
特殊面容	惊恐貌	小儿惊风；狂犬病；瘿瘤
	苦笑貌	破伤风

二、望五官

五轮学说：瞳仁（水轮）——肾；黑睛（风轮）——肝；两眦（血轮）——心；白睛（气轮）——肺；眼睑（肉轮）——脾

表 1-13　望目色

临　床　表　现	临　床　意　义
目赤肿痛	实热证
白睛发黄	黄疸

临 床 表 现	临 床 意 义
目眦淡白	血虚
目胞色黑	肾虚

表 1-14 望 目 形

临 床 表 现	临 床 意 义	
目胞浮肿	水肿	
眼窝凹陷	吐泻伤津；气血虚衰	
眼球突出	肺胀；瘿病	
睑缘肿起结节如麦粒，红肿较轻	针眼	风热邪毒或脾胃蕴热上攻于目
胞睑漫肿，红肿较重	眼丹	

表 1-15 望 目 态

临 床 表 现	临 床 意 义
瞳孔缩小	中毒；中风中脏腑
瞳孔散大	颅脑损伤（如头部外伤）；中风中脏腑；青风内障；药物中毒
目睛凝视	脏腑精气将绝；肝风内动；外伤目系；先天所致
闭目障碍	瘿瘤病；风中面络；小儿脾气虚弱，气血不足，胞睑失养
胞睑下垂	睑废。先天不足、脾肾亏虚（双睑垂）；脾气虚弱、中风病危候、颅脑病变或外伤（单睑垂）

表 1-16 望 耳

	临 床 表 现	临 床 意 义
色泽	耳轮淡白	气血亏虚
	耳轮红肿	肝胆湿热或热毒上攻
	耳轮青黑	阴寒内盛或剧痛
	耳轮干枯焦黑	肾精亏虚
	小儿耳背有红络	麻疹先兆
形态	耳轮肿大	邪气充盛
	耳郭瘦薄	肾气不足
	耳轮干枯萎缩	肾精耗竭(病危)
	耳轮皮肤甲错	久病瘀血入络
耳内	耳道流脓水	脓耳。肝胆湿热;肾阴亏虚
	外伤后耳道流血水	颅底骨折
	耳道内生赘物	耳痔。湿热痰火上逆,气血瘀滞耳道
	耳道局部肿痛	耳疖。邪热搏结耳窍

表 1-17 望 鼻

	临 床 表 现	临 床 意 义
色泽	淡白	气血两虚或血虚
	赤	肺脾蕴热
	青	阴寒腹痛
	微黑	肾虚寒水内停
	鼻头晦暗枯槁	脾胃虚衰,胃气失荣

临 床 表 现		临 床 意 义
形态	鼻头红肿生疖	胃热；血热
	鼻端生红色丘疹	酒齄鼻。肺胃湿热，侵入血络
	鼻柱溃陷	梅毒；麻风
	鼻翼扇动	哮病、喘病。新病多属肺热壅盛，久病多属肺肾虚衰
鼻道	鼻流清涕	外感风寒或阳气虚弱
	鼻流浊涕	外感风热或肺胃蕴热
	久流腥臭脓涕而不愈	鼻渊。外邪侵袭或胆经湿热上逆于鼻
	鼻腔出血	鼻衄。肺胃蕴热，或阴虚肺燥伤及鼻络
	鼻道内生赘物，气息难通	鼻痔。湿热邪毒壅结鼻窍

表 1-18 望 口 与 唇

临 床 表 现		临 床 意 义
色泽	淡白	血虚
	深红	热盛
	樱桃红	煤气中毒
	青紫	血瘀
	青黑	寒盛、痛极
形态	干燥	津液已伤
	糜烂	脾胃积热上蒸

临 床 表 现		临 床 意 义
形态	口角流涎	脾气虚弱(小儿)；风中络脉或中风后遗症(成人)
	小儿口腔、舌上满布白斑如雪片	鹅口疮。湿热秽浊之气上蒸于口
	口腔糜烂疼痛	口疮。心脾积热上蒸
	唇裂如兔唇	先天发育畸形
	久病人中沟变平，口唇翻卷不能覆齿	脾气将绝之危象
动态	口张—口开不闭	肺气将绝
	口噤—口闭难开	筋脉拘急(中风；痫病；惊风等)
	口撮—口唇紧聚	新生儿脐风或破伤风
	口僻—口角㖞斜	风邪中络；风痰阻络
	口振—口唇振摇鼓颔	阳虚寒盛，邪正剧争(伤寒，温病，疟疾)
	口动—口角瞤动	动风

表1-19 望齿与龈

临 床 表 现		临 床 意 义
牙齿色泽	干燥	胃阴已伤
	光燥如石	阳明热甚，津液大伤
	燥如枯骨	肾阴枯竭
	枯黄脱落	久病骨绝

临 床 表 现		临 床 意 义
牙齿动态	牙关紧急	肝风内动
	咬牙齘齿	热极生风
	睡中齘齿	胃热；虫积或消化不良
牙龈色泽	淡白	血虚或气血两虚
	红肿疼痛	胃火亢盛
牙龈形态	牙龈出血	齿衄。胃火灼伤龈络；脾气虚而血失统摄；或肾阴虚而虚火上炎
	龈肉萎缩	肾虚

表 1-20 望 咽 喉

临 床 表 现		临 床 意 义
形色	红肿灼痛	肺胃热毒壅盛
	嫩红肿痛不显	肾阴亏虚，虚火上炎
	咽部一侧或两侧喉核红肿疼痛，甚者溃烂有黄白色脓点	乳蛾。肺胃热盛，火毒熏蒸
	咽部伪膜色灰白，坚韧不易剥去，重剥出血，旋即复生	白喉。外感火热疫邪
脓液	咽喉红肿高突，触之有波动感，压之柔软凹陷	已成脓
	压之坚硬而无波动感	未成脓
	红肿溃破后出脓黄稠，脓液排出，创面愈合快	实热证
	脓液清稀，排出不尽，创面愈合慢	虚寒证

三、望颈项

表1-21 望颈项

<table>
<thead>
<tr><th colspan="2">临 床 表 现</th><th>临 床 意 义</th></tr>
</thead>
<tbody>
<tr><td rowspan="3">外形</td><td>颈前结喉处有肿块突起,可随吞咽上下移动</td><td>瘿瘤。肝郁气滞痰凝;水土失调</td></tr>
<tr><td>颈侧、颌下有肿块如豆,推之可移,累累如串珠</td><td>瘰疬。肺肾阴虚,炼液为痰;外感风火时毒</td></tr>
<tr><td>痈肿、瘰疬溃不收口,形成管道</td><td>颈瘘。痰火久结,气血凝滞</td></tr>
<tr><td rowspan="4">动态</td><td>项部筋肉拘急或强痛,活动受限</td><td>外感风寒,经气不利;火热内盛,燔灼肝经;落枕</td></tr>
<tr><td>颈项软弱</td><td>肾精亏损或脾胃虚弱;脏腑精气衰竭</td></tr>
<tr><td>安静状态时人迎脉搏动明显可见</td><td>肝阳上亢;血虚重证</td></tr>
<tr><td>半卧位或坐位时颈脉明显充盈怒张,平卧时更甚</td><td>水肿;鼓胀</td></tr>
</tbody>
</table>

四、望躯体

表1-22 望胸胁

<table>
<thead>
<tr><th>临 床 表 现</th><th>临 床 意 义</th></tr>
</thead>
<tbody>
<tr><td>扁平胸</td><td>肺肾阴虚;气阴两虚</td></tr>
<tr><td>桶状胸</td><td>肺胀。久病咳喘,肺虚气逆</td></tr>
<tr><td>鸡胸、漏斗胸、肋如串珠</td><td>佝偻病。先天不足或后天失养,肾气不充</td></tr>
</tbody>
</table>

临 床 表 现	临 床 意 义
胸郭两侧不对称	肺痿、肺部手术后等；悬饮、气胸等
妇女哺乳期乳房红肿热痛，乳汁不畅，甚则破溃流脓	乳痈。肝气不舒；胃热壅滞；外感邪毒

表 1-23 望腹部

临 床 表 现	临 床 意 义
单腹膨胀，四肢消瘦	鼓胀。肝郁脾虚，气滞血瘀，水湿内停
腹部胀满，周身浮肿	水肿病。肺脾肾失调，水湿泛溢肌肤
腹局部膨隆	积聚
新病腹部凹陷	剧烈吐泻，津液大伤
久病腹部凹陷，肉削骨著	脏腑精血耗竭（病危）

表 1-24 望腰背部

	临 床 表 现	临 床 意 义
外形	龟背（驼背）—脊柱后弯，前胸塌陷；脊柱侧弯	肾气亏虚，发育不良；脊椎疾患；脊柱外伤或老年人
	骨骼突出似锯	脊疳。脏腑精气亏损
	背曲肩随	心肺精气衰败
动态	脊背后弯，反折如弓	破伤风。肝风内动，筋脉拘急
	腰部疼痛，活动受限，转侧不利	寒湿内侵；跌仆闪挫

五、望四肢

表1-25 望四肢

临 床 表 现		临 床 意 义
四肢浮肿		水肿
膝部肿大	红肿热痛,屈伸不利	热痹。风湿郁久化热
	股胫消瘦	鹤膝风。寒湿久留,气血亏虚
膝内翻、膝外翻、足内翻、足外翻		先天亏虚,肾气不充,发育不良
小腿青筋暴露		寒湿内侵;瘀血阻络
手指变形	梭状畸形,活动受限	风湿久蕴,筋脉拘挛,痰瘀阻络
	指趾末端膨大如杵	久病咳喘,心肺虚损,痰瘀互结

六、望二阴

表1-26 望前阴

临 床 表 现	临 床 意 义
男性阴囊或女性阴户肿胀,无红肿痒痛	阴肿。水肿的局部表现
阴囊肿胀,因小肠坠入而引起	疝气。肝郁、寒湿、湿热、气虚
阴部湿痒	肝经湿热下注
子宫脱垂	阴挺。中气下陷
小儿睾丸过小或触不到	先天发育异常;痄腮后遗症

表 1-27 望后阴

临 床 表 现	临 床 意 义
肛门红肿疼痛	肛痈。湿热下注;外感热毒
肛门皮肤与黏膜裂伤,排便时疼痛出血	肛裂。热结肠燥或阴津不足
肛门内外生有紫红色柔软肿块,突起如峙	痔疮。肠中湿热蕴结,或血热肠燥,肛门部血络瘀滞
肛痈或痔疮,溃破后久不敛口,形成瘘管	肛瘘
直肠或直肠黏膜组织脱出肛外	脱肛。脾虚中气下陷

七、望皮肤

表 1-28 色泽形态异常

临 床 表 现		临 床 意 义
皮肤发赤,色如涂丹,边缘清楚,热如火灼		丹毒。风热化火(发于上部);湿热化火(发于下部);外伤染毒
面目身皮肤、爪甲俱黄		黄疸
色黑而晦暗		肾阳虚衰,劳伤肾精
白斑		白癜风。风湿侵袭,气血不荣
干涩不荣,甚则皲裂、脱屑		津液已伤;营血亏虚
干枯粗糙		肌肤甲错。瘀血久停,肌肤失养
周身肌肤肿胀	按之凹陷不起	水肿
	按之即起	气胀

表 1-29　望斑疹

临 床 表 现	临 床 意 义
色深红或青紫,多点大成片,平铺于皮肤,抚之不碍手,压之不褪色	斑。热邪亢盛,内迫营血(阳斑);脾气亏虚,血失统摄(阴斑)
色红,点小如粟米,高出皮肤,抚之碍手,压之褪色	疹。外感风邪;外感麻毒时邪;风寒、风热侵袭营卫

表 1-30　望水疱

临 床 表 现	临 床 意 义
白色小疱疹,晶莹如粟,高出皮肤,擦破流水,多发于颈胸部	白㾦。湿热郁于肌表,汗出不彻
椭圆形小水疱,晶莹明亮,浆液稀薄,皮薄易破,分批出现,大小不等	水痘。外感湿热时邪
红斑、瘙痒,迅速形成丘疹、水疱、破后渗液,形成红赤湿润之糜烂面	湿疹。湿热蕴结,复感风邪

表 1-31　望疮疡

临 床 表 现	临 床 意 义
红肿高大,根盘紧束,灼热疼痛。未脓易消,已脓易溃,脓液稠黏,疮口易敛	痈。湿热火毒蕴结,气血瘀滞(阳证)
漫肿无头,皮色不变或晦暗,局部麻木,不热少痛。未脓难消,已脓难溃,脓汁稀薄,疮口难敛	疽。气血亏虚,阴寒凝滞(阴证)

临　床　表　现	临　床　意　义
顶白形小如粟，根硬而深，麻木痒痛，多发于颜面手足，易于扩散	疔。外感风热；内生火毒
形小而圆，红肿热痛不甚，出脓即愈。病位浅表，症状轻微	疖。外感热毒；湿热内蕴

第三节　舌　诊

一、舌诊概说

内容：舌体（颜色、形质、动态、舌下络脉）——脏腑虚实、气血盛衰。舌苔（苔色、苔质）——病邪深浅、邪正消长。

原理：舌与全身脏腑经络有直接或间接联系；舌为心之苗，为脾之外候；胃津肾液皆上潮于舌；故舌象可以反映脏腑经络、气血津液的盛衰及病变。

正常舌象：舌色淡红鲜明，舌质滋润，舌体大小适中，柔软灵活；舌苔均匀薄白而润。简称"淡红舌，薄白苔"。

舌诊脏腑部位分属：舌尖——上焦心肺；舌中——中焦脾胃；舌根——下焦肾；舌边——肝胆。

要点：舌的神气（舌色红活）、胃气（有根苔）；舌体舌苔综合分析;舌象动态分析。

　　临床意义:判断邪正盛衰;分辨病位浅深;区别病邪性质;推断病势进退;估计病情预后。

二、望舌质

表 1-32　望舌神

临床表现	临床意义
荣舌—舌色红润,鲜明光泽,舌体活动自如	舌有神气,病情轻浅,预后良好
枯舌—舌色晦暗干枯,活动呆滞	舌无神气,气血阴阳皆衰,生机已微,预后较差

表 1-33　望舌色

临床表现		临床意义	
淡红舌		气血调和(正常;外感病初起)	
淡白舌	淡白而舌体瘦小	气血两虚	气血两虚、阳虚
	淡白胖嫩,或有齿痕	阳气虚衰	
	枯白无华	脱血夺气	
红绛舌	舌色稍红,或仅舌边尖略红	外感风热表证初起	热证
	舌色鲜红,舌苔黄燥	气分实热	
	舌色深绛,苔薄而干	热入营血	
	舌嫩红或绛,少苔或无苔	阴虚内热	

临床表现		临床意义	
青紫舌	由红绛进而紫红或绛紫，干枯少津	热毒深入营血，血壅不畅	气血不畅
	由淡白进而淡紫或青紫湿润	阴寒内盛，血脉瘀滞	
	舌青紫或暗紫	暴力外伤致气滞血瘀	

表1-34 望舌形

临床表现		临床意义	
老嫩	老舌—坚敛苍老，纹理粗糙或皱缩，舌色较暗	实证	
	嫩舌—浮胖娇嫩，纹理细腻，舌色浅淡	虚证	
胖瘦	舌大而厚，舌肌弛缓	淡	脾肾阳虚，水湿内停	水湿、痰饮
		红	脾胃湿热；痰热内蕴	
	舌体肿大，舌肌胀急	深红	心脾热盛	热盛、酒毒
		青紫	酒毒攻心	
	瘦薄	淡白	心脾气血两虚	阴血亏虚
		红绛	热盛伤阴；阴虚火旺	
芒刺			脏腑热极；血分热盛（视其分属脏腑）	
裂纹	浅淡		血虚	阴血亏虚
	红绛		邪热伤津；阴虚火旺	
齿痕	舌体胖大，舌色淡白		阳气虚弱，水湿内停	脾虚，水湿内停
	舌体不胖，舌质嫩		脾虚；气血两虚	

表 1-35　望舌态

临 床 表 现		临 床 意 义	
痿软	红绛而暴痿	邪热伤阴	阴虚、气血两虚
	红绛而渐痿	肝肾阴亏	
	淡白而渐痿	气血虚极	
强硬	红绛，兼神志不清	热入心包	
	红绛而干	高热伤津	
	语言謇涩，伴肢体麻木、眩晕	风痰阻络	
歪斜		中风；中风先兆	
震颤		肝风内动(热盛;阳亢;阴虚;血虚)	
吐弄	吐舌不宁	疫毒攻心；正气已绝	心脾热盛
	弄舌不已	小儿智能发育不良；动风先兆	
短缩	淡白痿软	气血虚衰	病情危重
	青紫湿润	寒凝筋脉	
	胖大	痰湿内阻	
	干红	热盛津伤	

表 1-36　望舌下络脉

临 床 表 现	临 床 意 义
短而细，周围小络脉不明显，舌色偏淡	气血不足，脉络不充
粗胀，或呈青紫、绛、绛紫、紫黑色，或曲张如大小不等紫色珠子状，或舌下细小络脉呈暗红色或紫色网络	血瘀

三、望舌苔

表1-37 望苔质

临床表现		临床意义	
薄厚	薄苔(见底)	正常舌苔;疾病在表	邪气的盛衰和浅深
	厚苔(不见底)	疾病在里,病情较重	
润燥	润苔	津液未伤	津液盈亏和输布
	滑苔	痰饮;湿证	
	燥苔	津液已伤,或津液输布障碍	
	糙苔		
腻腐	腻苔	薄腻,或腻而不板滞	食积,或脾虚湿困	湿浊、痰饮、湿温(湿浊内盛,阳气被抑)
		白腻而滑	痰浊、寒湿内阻	
		厚黏腻	痰热、湿热、暑湿之邪内蕴	
	腐苔	食积胃肠,痰浊内蕴(阳热有余)	
剥落苔		胃气大伤;胃阴枯竭;气血两虚	
真假	有根	有胃气	
	无根	胃气已衰	

表 1-38　望苔色

临 床 表 现			临 床 意 义	
白苔	薄白	恶寒发热、脉浮	表证初起	正常、表证、寒证
		舌质浅淡	气血亏虚	
		干,舌质淡红	外感风热	
		舌尖红	燥热伤津;心肺有热	
	厚白	滑或腻	痰湿、食浊内阻	
		干	痰浊中阻;热伤津液	
		积粉苔	瘟疫或内痈。湿浊与热毒相结	
黄苔	淡黄、深黄、焦黄	薄而润	邪初入里,热未伤津	里证、热证(苔越黄,热越重)
		薄而干	邪热不甚,但津液已伤	
		腻	湿热或痰热内蕴;食积化腐	
		厚而燥	高热伤津	
		焦黄干裂	邪热炽盛,津液枯涸	
灰黑苔	湿润多津,由白苔转化而成		寒湿	里热、里寒重证
	干燥无津液,由黄苔转变而成		火热	

附:舌苔和舌质变化不一致:如舌红绛苔白滑腻,成因为外感热病(营分有热,气分有湿);或素体阴虚火旺,后感寒湿之邪或食积。

第四节 望小儿指纹

内容：观察 3 岁以下小儿浮露于示指掌侧前缘浅表络脉的浮沉、颜色、形状、长短。

原理：小儿指纹与成人寸口脉同属手太阴肺经，故与诊寸口脉意义相同，可以诊察体内的病变。

正常指纹：浅红微紫，隐现于风关之内。

小儿示指三关：风关（掌指横纹至第二节横纹间）、气关（第二节横纹至第三节横纹间）、命关（第三节横纹至指端）。

表 1-39 望小儿指纹

	临 床 表 现	临 床 意 义
浮沉	浮而显露	外感表证
	沉隐不显	内伤里证
颜色	鲜红	外感表证
	紫红	里热证
	青	疼痛；惊风
	紫黑	血络郁闭（病危）
	淡白	脾虚；气血不足
淡滞	浅淡而纤细，分支不显	虚证、寒证
	浓滞而增粗，分支显见	实证、热证

临 床 表 现		临 床 意 义
三 关	显于风关	邪气入络,邪浅病轻
	达于气关	邪气入经,邪深病重
	达于命关	邪入脏腑,病情严重
	直达指端,色紫黑	透关射甲。病属凶险,预后不良

第五节　望 排 出 物

总规律：色浅淡（白）、质清稀——虚证、寒证。

色深浓（黄）、质稠浊——实证、热证。

一、望痰涎

表 1-40　望　痰

临 床 表 现	临 床 意 义
痰白清稀	寒痰。寒邪客肺,津凝成痰;脾虚失运,湿聚为痰
痰黄黏稠有块	热痰。热邪内盛,灼津成痰
痰少黏而难咯	燥痰。燥邪犯肺,灼津成痰;肺阴虚,虚火灼津
痰白滑量多易咯	湿痰。脾失健运,水湿停聚,聚而成痰
痰中带血,或咯血	血痰。火热灼伤肺络
脓血痰腥臭	肺痈。热毒蕴肺,腐败酿脓

表 1-41 望 涎

临床表现	临床意义
口流清涎量多	脾胃虚寒,气不摄津
时吐黏涎	脾胃湿热,湿浊上泛
口角流涎不止	中风后遗症;风中络脉
小儿口角流涎,涎渍颐下	滞颐。脾虚不能摄津;胃热、虫积、消化不良

二、望呕吐物

呕吐——胃气上逆。

表 1-42 望 呕 吐 物

临床表现	临床意义
呕吐物清稀	寒呕。胃阳不足,腐熟无力;寒邪犯胃,损伤胃阳,水饮内停,胃失和降
呕吐不消化的酸腐食物	伤食。暴饮暴食,食滞胃脘,胃气上逆
呕吐黄绿色苦水	肝胆郁热,胃失和降
呕吐清水痰涎	痰饮。饮停胃腑,胃气失降
吐血鲜红或紫暗有块,夹有食物残渣	胃有积热;肝火犯胃;胃腑瘀血

三、望二便

表 1-43 望大便

临 床 表 现		临 床 意 义
大便清稀如水样		寒湿泄泻
大便黄褐如糜		湿热泄泻
大便稀溏,完谷不化,或如鸭溏		脾虚或兼肾虚泄泻
大便如黏冻,挟有脓血		痢疾。湿热蕴结大肠
大便色灰白		黄疸。肝胆疏泄失常,胆汁不循常道,外溢肌肤
大便干燥硬结,甚者燥结如羊屎		肠燥津亏
大便出血	血色鲜红	近血。肠风下血,或肛裂、痔疮出血等
	血色紫暗或色黑如柏油	远血。胃肠热盛,迫血妄行;或脾不统血

表 1-44 望小便

临 床 表 现	临 床 意 义
小便清长	虚寒证
小便短黄	实热证;剧烈汗、吐、泻而津亏
尿中带血	血淋、肾癌、膀胱肿瘤。热伤血络,或脾肾不固,或湿热蕴结膀胱
尿有砂石	石淋。湿热内蕴,煎津为石
小便浑浊如米泔、牛乳状	尿浊、膏淋。肾气不固,脂液下流;下焦湿热,清浊不分,并趋于下

【释难解疑】

1. 望神须注意"一会即觉""以神会神"

"一会即觉""以神会神"是望神的方法,这种提法见于清·石寿棠《医原·望病须察神气论》:"望而知之谓之神,既称之曰神,必能以我之神,会彼之神……人之神气,在有意无意之间流露最真,医者清心凝神,一会即觉……不宜过泥,泥则私意一起,医者与病者神气相混,反觉疑似,难以捉摸。此又以神会神之妙理也。"

"一会即觉"是说医者在望神时,要在刚一接触患者,患者还未注意(有意无意之间)时,平心静气,冷眼观察,在非常短暂的时间内凭自己的直觉即可获得对患者神气旺衰的真实印象。

"以神会神"是说望神的方法,以己之神会彼之神,用医生的神识来观察患者的神识,以此来了解患者的精神意识状态和机体的整体功能状态。因此,要求医者在望神时,神应专一,善于用自己的神去察患者的神气。

人是有思维、有情感的,当患者发现医生在注意自己时,往往会表现拘谨,有所掩饰,掩盖了其神的真实情况。而医生如果过于用意,进行长时间的观察,也往往容易产生主观想法,而影响了观察所得的客观印象,反而不易作出正确的判断。所以,望神的最佳时机是医生刚一接触患者,患者尚未注意、毫无拘谨、没有掩饰、流露真实表情的时候,此时所表现的神气最为可靠。这种"一会即觉""以神会神"的能力,需要平时在临床和生活实践中不断加以训练才能获得。

2. 神的表现不限于望诊范畴

在临床望神中,无论是得神,或失神、少神、假神的表现中,需从面色、声息、体态、言谈、目光各方面以及舌象、脉象等多方面去诊察,其中有一部分并不只属于望诊内容,如言谈、声息,还有舌神、脉神和饮食情况等,应结合闻诊、脉诊或问诊的内容。

3. 假神与病情好转的鉴别

假神是指垂危患者出现的暂时性精神"好转"的假象,为临终的预兆。假神的出现,是由于精气衰竭已极,阴不敛阳,虚阳无所依托而外越,以致暴露出一时"好转"的假象。这是阴阳即将离决的危候,古人比做"残灯复明""回光返照",好比灯油将尽时,灯光忽而转亮再熄灭;太阳将落时,由于空气的折射作用,天空暂时转亮,很快就会暗下来。这种精气暴露之象属于恶候,是不能持久的。

假神与病情好转的区别在于:假神的出现比较突然,如本已神志不清而突然神志清楚,本已久不能食而突欲进食甚至食之颇多,其"好转"与整个病情不相符,只是局部、暂时的。由无神转为有神,是整个病情的好转,有一个逐渐好转、全身状况同步好转的过程。

4. 对"有气不患无色,有色不可无气"的理解

气指脏腑精气,脏腑精气充足,能够上荣于面,则面色荣润光泽,称为"有气"。脏腑精气虚衰,不能上荣于面,则面色晦暗枯槁,称为"无气"。所以面色有无光泽可反映脏腑精气的盛衰,对判断病情的轻重和预后有重要意义。色指面色,是面部脉络中的血色与肤色相兼表现于外的颜色,不同面色可反映不同性质和不同脏腑的疾病。

患者面色荣润光泽,说明虽病而脏腑精气未伤,功能亦无大碍,即使缺乏血色,属阴血不足,但因气能化生血液,经过适当治疗亦易恢复,预后良好,故曰:"气至色不至者生""有气不患无色"。患者面色晦暗枯槁,说明脏腑精气虚衰,功能亦严重损伤,不论何种面色,皆属久病重病,难于治疗,预后不佳,故曰:"有色不可无气""色至气不至者死"。

5. 对"形胜气者夭""气胜形者寿"的理解

形指形体胖瘦,气指精气盛衰,主要表现在机体功能的强弱方面。"形之所充者气",形与气两者相合而不可离,观察两者的表现对判断机体的强弱具有重要意义。"形胜气者夭",是指形体肥胖而精气不足,表现为精神不振、纳少乏力、机体功能低下,虽胖亦属不健康表现,多非长寿体质。"气胜形者寿",是指形体虽瘦,但精气充足,表现为精神充沛、神旺有力,虽瘦亦属健康表

现,每为长寿体质。

由此可见,在判断体质强弱方面,气的盛衰比形的胖瘦具有更重要的意义,所以在望形体的胖瘦时,一定要将形与气两者结合起来,进行综合判断,才能作出正确的结论。

6. 白痦与汗疹的区别

白痦与汗疹均是高出皮肤的疱疹,但白痦是晶莹如粟的白色小颗粒,汗疹则是尖状红色小粒。

暑湿、湿温患者,往往皮肤上出现一种白色小疱疹,晶莹如粟,高出皮肤,擦破流水,多发于颈胸部,四肢偶见,面部不发,兼有身热不扬等湿热证表现者,称为白痦。因外感湿热之邪,郁于肌表,汗出不彻而发。由于湿温病,湿蕴热伏,一时难以透发,故白痦可反复多次出现。

若皮肤发生密集的尖状红色小丘疹,很快变为小水疱或小脓疱,后干燥成细小鳞屑,有瘙痒及灼热感,常因搔抓而继发感染引起痱毒(汗腺炎),称为汗疹,或称痱子、痱疮、痱疮等。多见于炎夏,以小儿及肥胖之人易患。分布于头面、颈项、腹、背、肩、股等处。多因暑湿蕴蒸,汗泄不畅,湿热之邪郁于肌肤而发。

7. 刮舌与揩舌的区别

刮舌是用消毒的刮舌板或压舌板,用力适中地由舌根向舌尖慢慢推移刮动,连续3～5次,以观察刮下的苔垢及舌面的情况，一般用于观察较为坚实的厚腻苔。

揩舌是用消毒纱布卷在示指上，蘸少许生理盐水（使其湿润），以适中的力量，从舌根至舌尖，连揩 4～5 次，一般用于较薄的松浮苔。

8. 对"舌为心之苗，脾之外候"的理解

舌为心之苗主要体现在生理、病理两方面。从生理上看，舌体分布着丰富的脉络和旺盛的血液循环，能够较好地反映机体的血液循环状态；舌体的运动，执行神明之心的意志，具有协助完成说话发音的功能。在病理上，心血的失常，如心气虚弱，心血失荣，则舌质浅淡；心火上炎，血热炽盛，舌肿糜烂；心血瘀阻，血行不畅，舌暗或有瘀斑。心神的失常，如痰迷心窍、热闭心包，则舌强语謇。可见，舌既能表现出"心主血脉"，又能反映"心主神明"的生理病理变化。

舌为脾之外候，主要体现在脾开窍于口。因为脾主运化功能，与饮食、口味有关，脾的经脉循口夹舌，故脾气通于口，达于舌，使舌能主味觉。若脾失健运，则食欲不振，舌淡乏味；湿热困脾，常口腻舌甜。此外，脾主肌肉，若脾虚生化无源，气血不足，舌体失于气血充养，则舌萎软无力，舌色淡嫩。

9. 影响正常舌象的生理变异因素

正常舌象受内外环境影响，可以产生生理性变异。

① 年龄因素：如儿童阴阳稚弱，舌质淡嫩，苔少或剥；老人精气渐衰，气血迟缓，舌色较暗红或带紫暗色，但均无明显的病变。② 体质、禀赋因素：如先天性裂纹舌、齿痕舌、地图舌等，多因禀赋不足，体质较弱，但长期无明显症状。③ 性别：女性经期可以出现蕈状乳头充血而舌质偏红，月经过后恢复正常。④ 气候因素：如夏月湿盛，苔厚微黄，但不板滞。一般说来，属于生理性变异所致者，异常舌象往往是长期不变的，无任何不适症状出现，可以通过问诊加以区别。

10. 舌上点、刺，星、斑的区别及意义

凡舌面有鼓起之小点，无论红、黑、白、黄，皆称点；若舌面之软刺及颗粒增大，且渐成尖峰，高起如刺，摸之棘手，则称刺。点和刺多见于舌之边尖部分，以红点多见，芒刺少见。点刺主病，一是热毒炽盛；二是营血郁热，或热毒乘心；三是湿热蕴于血分。

凡舌面突起的小点进一步增大者，即谓星，如红星舌；若舌面出现大小不等，形状不一的青紫色或紫黑色斑点，并不突起，则称为斑。星、斑的形成，多由脏腑血分热甚，气血壅滞所致。一般而言，无论红星、黑星，皆主脏腑血分热极；无论红斑、紫斑、黑斑，统属血中热甚而气血壅盛。红绛星斑较轻，而紫黑星斑较重。

临床诊察点刺星斑，可根据其出现的部位，辨别邪

热或瘀热所在脏腑,如位于舌尖,多属心火亢盛,或心血瘀阻;若位于舌边,多属肝胆火盛或肝郁血瘀;若位于舌中部位,多属胃肠热盛,或瘀阻胃络。

11. 红绛舌既主实热证,又主虚热证

红绛舌的形成可因邪热亢盛,气血沸涌,舌络充盈而成;也可因阴虚水涸,虚火上炎于舌络而舌红。舌色红绛而有苔者,多由外感热病热盛期,或内伤杂病,脏腑阳热偏盛所致,属实热证;舌色红绛而少苔或无苔者,提示胃、肾阴伤,多由热病后期阴液受损,或久病阴虚火旺,属虚热证。

12. 青紫舌既主热证,又主寒证

青紫舌形成可因阴寒内盛,阳气不宣,气血不畅,血脉瘀滞而致;亦可由于热毒炽盛,深入营血,营阴受灼,气血不畅而现。若舌色淡紫或紫暗而湿润,多见于阳虚阴盛,气血运化不畅之证;舌色青为寒凝血瘀之重证,提示阴寒内盛,阳气受遏,血行凝泣;舌紫红或绛红,舌苔焦黑而干,多见于热证,提示营血热盛。

13. 胖大舌、齿痕舌、肿胀舌及其临床意义

舌体比正常的人大而厚,伸舌满口,舌肌弛缓,称为胖大舌。胖大舌常兼有舌边齿痕,则称为齿痕舌,但亦有舌体不胖大而出现齿痕,是舌质较嫩的齿痕舌。舌体肿大,舌肌胀急,舌色鲜红或青紫,甚则舌肿胀而不能收

回口中,称为肿胀舌。胖大舌多因津液输布失常,是体内水湿停滞的表现。舌色淡白,舌体胖大边有齿痕者,多为脾肾阳虚,水湿不化而停聚;舌体不胖而有齿痕,舌质嫩者,多属气血两虚。舌肿胀色红绛,多见于心脾热盛,或素喜饮酒,复感湿热。

14. 先天性裂纹舌与裂纹舌的区别

舌面上出现各种形状的裂纹、裂沟,深浅不一,多少不等,统称为裂纹舌。裂纹或裂沟中无舌苔覆盖者,多属病理性裂纹舌;如沟裂中有舌苔覆盖,则多为先天性裂纹舌。在健康人中大约有 0.5% 的人在舌面上有纵、横深沟,裂纹中有苔覆盖,且无不适症状,为先天性裂纹舌,须与病理性裂纹舌作鉴别。

15. 痿软舌与短缩舌的区别

痿软舌:舌体软弱无力,不能随意伸缩回旋。多因气血虚极,阴液亏耗,舌肌筋脉失养而废弛所致,主伤阴或气血俱虚。短缩舌:舌体卷缩、紧缩,不能伸长,严重者舌不抵齿,多为病情危重的征象。舌短缩常与舌萎软并见。

16. 对"苔垢薄者,形气不足;苔垢厚者,病气有余"的理解

苔垢薄者,形气不足——由于舌苔乃胃气上熏,胃津上潮,凝聚于舌面而成。若舌苔过薄,甚至无苔,是胃

之津气不足,不能化生新苔所致。

苔垢厚者,病气有余——舌苔过厚,是胃气夹湿浊邪气熏蒸所致,故为邪气有余之象。

17. 灰黑苔的形成及辨证意义

灰黑苔的形成机制:一般认为,苔色呈浅黑色时即为灰苔,苔色呈深灰色时即为黑苔,故灰黑色苔可以相提并论。从形成来看,灰苔多由白苔发展而成;黑苔则多由黄苔发展而来,少数由灰苔转化而成黑苔。

灰黑苔的临床意义:一般认为,病至苔色见灰或黑色,均属里证,是寒证或热证发展到极端的表现。虽然如此,灰色和黑色舌在病变性质上仍略有区分。灰色多为实证、热证的反映,临床如邪热传里、时疫、郁积、蓄血等,都可以见到灰色舌苔。黑色则寒、热、虚、实的病变皆可出现。寒邪传里化火,或实热伤里,其黑苔多由中部黑起,延及舌根、尖部。其中,热甚所致黑苔干焦起裂,往往由白转黄,由黄转黑,这种黑苔刮之不脱,扪之不润,乃热极伤阴之故;若寒湿证中见到黑苔,其苔必润滑;虚寒证中见到黑苔,其苔必薄;真寒假热证中见到黑苔,苔全黑而满舌,由淡白突然变黑,多无变黄的过程。

18. 舌苔有根无根的辨析

正常舌苔是舌上丝状乳头末梢角化脱落,混以食物残渣、细菌、黏液等形成,由脾胃之气熏蒸而成,故舌苔的生长是有根蒂的。舌苔与舌体关系密切,不可分离,但在某些病变过程中,亦有舌苔舌体脱离的状态,舌苔似无根蒂,故有舌苔有根无根的辨析。

舌苔有根无根的识别:凡舌苔紧贴舌面,刮之难去,似从舌里生出,称"有根苔",此属真苔;若苔似浮涂舌上,刮之即去,非如舌上生出者,称为"无根苔",此即假苔。但是舌苔的易刮和不易刮,不能完全说明有根无根的问题,亦不能完全据以辨证虚实。易刮去者,固属假苔,但不一定无根;若旋刮旋生,舌面并不光洁,仍属有根,并非虚证。苔质松,便易刮去;苔质实,便不易刮去。

舌苔有根无根的临床意义:一般认为,有根之苔病初见之为深重,后期见之属佳兆;无根之苔乃胃肾之气不能上潮,正气衰竭之故。苔生于舌面,舌便是苔之根,而脾胃生发之气上熏于舌而为苔,则脾胃又是舌和苔之根。所谓无根苔,并非苔不自舌生,不由脾胃之气上熏而成,而是既生之苔因"胃气告匮",不能续生新苔,渐离舌面,而致舌面洁净如截。据此,《中医舌诊》认为,辨别舌苔的有根无根,意义有三:第一,有根之薄苔,均匀铺于舌面,是属正常。第二,有根之厚苔,虽代表邪气变盛,但脏腑生气并未告竭。第三,无根之苔,无论厚薄,便属脾、胃、肾气不能上潮,便属正气衰竭的范畴。

而邓铁涛教授主编的《中医诊断学》(教学参考丛书)则认为,假苔的意义有三:其一,清晨舌苔满布,食后苔即退去,虽属假苔,但并非无根,平人有此现象;若退后苔少或无苔,则是里虚;若舌面浮一层厚苔,望似无根,其下却已生新苔,亦为有根之假苔,是疾病向愈之善兆。其二,有苔有色,刮之即去,其病轻浅,揩之则去,更为轻浅。其三,厚苔一片,四周洁净,不能续生新苔,是无根假苔,是原有胃气匮乏,阴阳衰竭之重证。

19. 示指络脉的色泽及形成机制

小儿示指络脉的颜色有白、黄、红、紫、青、黑6种。色红浮露者,主外感表证,多属风寒;色紫者,主内热,多属邪热郁滞;色青紫者,多为风热;色青者,主惊风、疼痛;色淡红者,为虚寒;色白主疳积;色黄为伤脾;色黑为中恶;色深紫或紫黑者,主血络郁闭,为病危之象。

外感风寒初起,小儿指纹多色红而浮。如邪气化热,则随着体温的升高,络脉的颜色也由浅而深,变为深红,或由红而紫。若病情进一步发展加重,则示指络脉可变青变黑。据临床统计,寒证呈淡红色脉纹者占95%,热证呈紫色或青紫色脉纹者占96.87%,而示指络脉色青者中83.3%的主惊证。至于虚弱之体,其气血每多不足,则示指络脉色多淡,常见淡红或兼黄色,脉络隐而不现。但也有学者认为色青而浮主外感风寒;色紫而浮主外感风热;色青显露主风寒邪盛;色青转紫主邪从热化;色紫转青为惊风之变;色青而沉滞主寒极痛症或气血瘀阻;色淡青而沉属脾气虚弱。

20. 示指络脉的三关及形成机制

示指络脉出现的部位及其形色随邪气入侵的浅深而变化。若络脉显于风关时,是邪气入络,邪浅而病轻;若络脉从风关透至气关,其色较深,则是邪气入经,主邪深而病重;若络脉显于命关,是邪气深入脏腑,可能危及生命,故曰命关。若络脉直达指端,称为透关射甲,病更凶险,预后不佳。对于内伤杂病的诊断,也是如此。

小儿示指络脉的三关与病情有密切关系。关于示指络脉延长的机制,现代研究发现,主要与静脉压升高有关。根据实验,观察到示指络脉达风关时的静脉压平均为 98~1471Pa,气关时为 686~1961Pa,命关时为 1569~3432Pa,提示静脉压与示指络脉的长短成正比关系。静脉压的升高,临床上表现为血液的瘀滞,如心功能不佳,则血流速度减慢,末梢循环衰退,血液在静脉内瘀滞,使远侧端不能看到的细小静脉扩张而显现出来。

21. 名词解释

(1)脏躁:出《金匮要略·妇人杂病篇》。因情志不舒,郁火内扰,或天癸将绝之时,阴血亏虚,阴阳失调,气机紊乱,心神不宁所致。以神情抑郁,烦躁不宁,悲伤欲哭等为主要表现的脑神疾病。

(2)痫病:因先天遗传,或大惊卒恐、情志失调、饮食不节,以及继发于脑部疾患、高热、中毒、头颅损伤等,使风痰、瘀血等蒙蔽清窍,扰乱神明。以突然昏仆,口吐涎沫,肢体抽搐,移时自醒,反复发作为典型表现的脑神疾病。

(3)癫病:多因精神刺激,情志不畅,气郁痰结,蒙蔽神明,或因头颅损伤、脑部疾患、中毒伤神等所致,并常与先天遗传、性格特征等因素有关。以神志错乱,精神抑郁,表情淡漠,沉默痴呆,语无伦次,静而少动为主要表现的脑神疾病。

(4)狂病:因情志刺激,阴阳失调,痰火内盛,瘀血阻滞等,扰乱神明,心神失主。以神志错乱,精神亢奋,打骂呼叫,躁妄不宁,动而多怒为主要表现的脑神疾病。

(5)痹病:"痹"者,闭也,阻闭不通之义。痹病实为一类疾病,并可分为肢体痹、内脏痹两类。肢体痹为风寒湿热等邪侵袭机体,阻痹经络,久之使气血运行不畅,形成以肌肉、筋骨、关节疼痛、酸重、麻木、活动障碍等为主要表现的疾病。内脏痹为痰浊寒瘀等邪留著内脏,阻滞气血运行,久之使脏气不宣而壅塞,出现病变脏器部位的胀闷,甚至疼痛为主要表现的进行性病变。

（6）痿病："痿"，或为萎，痿弱、萎缩而不用之义。痿病实为一类疾病，并可分为肢体痿、内脏痿两类。肢体痿系邪气侵扰，经气阻滞，阴血亏损，肢体失养而致筋脉弛缓，手足痿软无力，不能随意运动，甚至皮肉萎削的一类疾病。内脏痿多由久病正虚，或年老体弱，内脏失却温煦濡养，以致脏器萎缩，气机痿弱的一类慢性虚弱性疾病。

（7）佝偻病：又名软骨病，系因先天不足或后天失调所致。以小儿发育迟缓，骨软变形为主要表现的劳病类疾病，包括五迟、五软、鸡胸、龟背等病症。

（8）五迟：小儿因先天胎禀不足，肾元亏损，或后天喂养不当，气血虚弱，生长发育迟缓。以立迟、行迟、发迟、齿迟、语迟等为主要表现的劳病类疾病。

（9）五软：小儿因先天之气未充，或后天喂养失当，病后失调，营养不足，气血虚弱所致。以头项、口、手、足、肌肉等软弱无力等为主要表现的劳病类疾病。

（10）梅毒：首见于《疮疡经验全书》，系由性乱而使淫秽疫毒之邪入侵，流窜皮肉筋骨，脏腑经络，甚至侵犯脑系。以阴部糜烂，外发皮疹，筋骨疼痛，皮肤起核而溃烂，神情痴呆等为常见表现的疫病类疾病。

（11）疳积：出自《小儿药证直诀》。因喂养不当，损伤脾胃，津气耗伤，影响生长发育。以全身虚弱羸瘦为主要表现的营养缺乏性疾病。

（12）痄腮：见自宋·朱佐《朱氏集验医方》。温热疫毒侵袭，壅遏少阳经脉所致。以发热，腮部肿胀、疼痛为主要表现的疫病类疾病。

（13）发颐：出自《医学入门》。多由外感或手术后，汗出不畅，余邪热毒未能外达，结聚于颐颌之间所致。以颐颌部肿胀疼痛，张口受限，兼高热为主要表现的痈病类疾病。

（14）狂犬病：出自《五十二病方》。被疯狗等咬伤，疯毒入血攻心，致人发狂，引动肝风。以烦躁，怕风，恐水，畏光，痉挛抽搐，终致瘫痪而危及生命为主要表现的疫病类疾病。

（15）脐风：出自《备急千金要方》。因断脐处理不洁，感染风毒所致。以婴儿唇青口撮，牙关紧闭，苦笑面容，甚至四肢抽搐、角弓反张为主要表现的痉病类疾病。

（16）破伤风：出自《仙授理伤续断秘方》。因肌肤损破，染受风毒而发。以全身肌肉强直性、阵发性抽搐，牙关紧闭，角弓反张为主要表现的痉病类疾病。

（17）麻风：因感染疠毒，内侵血脉，损伤皮肤、筋脉经络及五脏。以遍身麻木，皮肤见红斑紫癜，形若蛇皮，脱屑等为主要表现的慢性疫病类疾病。

（18）青风内障：因情志抑郁，气机郁结，肝胆火炽,神水积滞等所致,以头目胀痛,胞轮红赤,视力昏蒙为主要表现的内障类疾病。

(19)鼓胀:出自《灵枢·水胀》。因肝病或蛊虫病日久,或长期饮酒,或腹内有癥积、痨、癌等病,阻碍气血水液运行,水积于腹。以腹胀如鼓,肤色苍黄,腹皮青筋显露为主要表现的积聚类疾病。

(20)阴挺:多因脾肾气虚所致。以子宫位置沿阴道下降,甚则脱垂于阴道外,或阴道前、后壁同时有不同程度的膨出,甚至脱出阴道口外为主要表现的妇科疾病。

(21)丹毒:出自《素问·至真要大论》。多先由皮肤、黏膜破损,外受火毒与血热搏结,蕴阻肌肤,不得外泄所致。以患部突然皮肤鲜红成片、色如涂丹,灼热肿胀,迅速蔓延为主要表现的皮肤疾病。

(22)白癜风:因气血不和,外受风邪所致。以皮肤见大小形状不一的白斑,周边可有色素沉着变黑,并不痒痛为主要表现的皮肤疾病。

(23)湿温:出自《难经·五十八难》。湿热疫疠之邪,经口鼻而入,蕴结中焦,阻滞气机,湿热熏蒸弥漫而成。以持续发热,脘痞腹胀,苔腻脉缓,神情淡漠,玫瑰疹或白痦,左胁下痞块,白细胞减少为主要表现的疫病类疾病。

（24）滞颐：出自《诸病源候论》。因脾脏虚冷，或脾胃蕴热，津液不收所致。以小儿经常不自觉地自口中溢出涎液为主要表现的不固类疾病。

（25）虎口三关：《四诊抉微》称之为"虎口三关脉纹"，即对风关、气关、命关的合称。

（26）透关射甲：小儿指纹透过风、气、命三关，一直延伸到指甲末端。提示病情危重。

（27）膏淋：出自《诸病源候论》。淋病之一，症见小便混浊如米泔，或如鼻涕，或如脂膏，溲行不畅。

第二章 ◦ 闻 诊

【重点直达】

第一节 听 声 音

听声音包括诊察了解患者的声音、语言、呼吸、咳嗽、呕吐、呃逆、嗳气、太息、喷嚏、呵欠、肠鸣等各种声响（表2-1～表2-9）。

表2-1 发 声

临 床 表 现		临 床 意 义
高亢有力，连续		阳、实、热证
低微无力，断续		阴、虚、寒证
声重		外感风寒；湿浊阻滞
音哑、失音	新病	实证——外感风寒或风热袭肺，或痰浊壅滞（金实不鸣）

临　床　表　现		临　床　意　义
音哑、失音	久病	虚证——精气内伤，肺肾阴虚（金破不鸣）
	子喑(妊娠失音)	胞阻络脉，肾精不能上荣
鼻鼾	兼昏睡不醒	中风入脏
呻吟	新病声高有力	实证
	久病声低无力	虚证
惊呼		剧痛；惊恐；精神错乱

表2-2　语　　言

临　床　表　现	临　床　意　义
谵语—神识不清，语无伦次，声高有力	热扰心神之实证
郑声—神识不清，语言重复，时断时续，声音低弱	心气大伤，精神散乱之虚证
独语—自言自语，喃喃不休，见人则止，首尾不续	癫病、郁病。心气不足，神失所养，或气郁痰阻，蒙蔽心神
错语—语言错乱，说后自知	心气不足，神失所养；痰浊、瘀血、气郁等阻碍心神
狂言—精神错乱，语无伦次，狂躁妄言	狂病、伤寒蓄血证。痰火扰神
言謇—神志清楚，思维正常，但语言不流利，或吐字不清	中风先兆或中风后遗症。风痰阻络

表2-3　呼　　吸

临　床　表　现		临　床　意　义
喘—呼吸短促急迫	声高息粗，以呼出为快	实喘。外邪袭肺，热邪壅肺或痰饮停肺
	声低息短，动则喘甚，以吸入为快	虚喘。肺肾虚损，气失摄纳
哮—喘有哮鸣声		内有痰饮，复感外邪
短气—气急短促不接续		虚证——肺气不足；实证——痰饮、气滞、食积胃肠及瘀血内阻
少气—气微声低		诸虚劳损

表2-4　咳　　嗽

临　床　表　现	临　床　意　义
咳声重浊紧闷	实证，寒湿痰饮停聚于肺
咳声轻清低微	虚证，肺气虚损
咳声重浊，痰白清稀	外感风寒
咳声不扬，痰黄稠不易咯出	热证
咳有痰声，痰多易咯	痰湿阻肺
干咳无痰，或痰少而黏，不易咯出	燥邪犯肺；肺阴不足
咳嗽阵发，发则连声不断，咳止时带有鸡鸣样回声	顿咳(百日咳)。风痰搏结，郁而化热，阻遏气道
咳声如犬吠，兼见声音嘶哑，吸气困难	白喉。肺肾阴虚，火毒攻喉

表2-5　呕　　吐

临 床 表 现	临 床 意 义
吐势徐缓,声音微弱,吐物呈清水痰涎	虚寒证
吐势较猛,声音壮厉,吐物呈黏痰黄水,或酸或苦	实热证
呕吐呈喷射状	热扰神明;脑髓有病
呕吐酸腐味食糜	伤食
饮食不洁引发吐泻	食物中毒
朝食暮吐,暮食朝吐	胃反。脾胃阳虚
口干欲饮,饮后即吐	水逆。痰饮停胃

表2-6　呃　　逆

临 床 表 现	临 床 意 义
呃声频作,高亢有力	实证
呃声低沉,声弱无力	虚证
新病呃逆,其声有力	寒邪或热邪犯胃
久病、重病呃逆不止,声低气怯	胃气衰败(危候)

表2-7　嗳　　气

临 床 表 现	临 床 意 义
嗳气酸腐,脘腹胀满	宿食不消
嗳气响亮,因情志变化而增减	肝气犯胃
嗳气低沉无酸腐气味,兼食少纳呆	脾胃虚弱
嗳气频作,兼脘腹冷痛	寒邪犯胃;胃阳虚

表2-8 太息、喷嚏、呵欠

临 床 表 现		临 床 意 义
太息		情志不遂,肝气郁结
喷嚏	新病兼恶寒发热,鼻流清涕	外感风寒,鼻窍不利
	久病阳虚,忽发喷嚏	阳气回复,病趋好转
呵欠		体虚阴盛阳衰

表2-9 肠 鸣

临 床 表 现	临 床 意 义
胃脘鸣响,如囊裹浆,振动有声	痰饮停胃
脘腹鸣声漉漉,得温得食则减,饥寒加重	中气不足,肠胃虚寒
肠鸣高亢频急,脘腹痞满,大便泄泻	感受风寒湿邪,胃肠气机紊乱
肠鸣稀少	肠道传导功能障碍
肠鸣消失,脘腹胀满疼痛拒按	肠道气滞不通(重证)

第二节　嗅　气　味

气味酸腐臭秽——实热证。

气味不重,或微有腥臭——虚寒证。

表 2-10　口　气

临床表现	临床意义
口臭——口中散发出臭气	口腔不洁；龋齿；消化不良
口气酸臭兼纳呆，脘腹胀满	胃肠积滞
口气臭秽	胃热
口气腐臭，或兼咳吐脓血	内有溃腐脓疡
口气臭秽难闻，牙龈腐烂	牙疳

表 2-11　汗　气

临床表现	临床意义
汗出腥膻	风湿、湿温、热病。风湿热邪久蕴肌肤
汗出臭秽	瘟疫。暑热火毒炽盛
腋下臊臭	狐臭。湿热内蕴

表 2-12　痰、涕之气

临床表现	临床意义
咳吐浊痰脓血，腥臭异常	肺痈。热毒炽盛
咳痰黄稠味腥	热邪壅肺
咳吐痰涎清稀，无异常气味	寒证
鼻流浊涕腥秽	鼻渊
鼻流清涕无异味	外感风寒

表 2-13 呕吐物之气

临 床 表 现	临 床 意 义
清稀无臭味	虚寒
臭秽	胃热
呕吐未消化食物,气味酸腐	食积
呕吐脓血而腥臭	内有溃疡

表 2-14 排泄物之气

临 床 表 现		临 床 意 义
大便	臭秽难闻	肠中郁热
	溏泻而腥	脾胃虚寒
	泄泻臭如败卵,矢气酸臭	伤食
小便	混浊,臊臭异常	膀胱湿热
	尿甜散发烂苹果样气味	消渴病
月经	臭秽	热证
	味腥	寒证
带下	黄稠而臭秽	湿热
	腥臭而清稀	寒湿
崩漏或带下奇臭,兼见颜色异常		危重病症,常见于癌症。湿热夹毒下注

病室气味——气味从病体发展到充斥病室,说明病情重笃。

【释难解疑】

1. 音哑、失音的虚实辨析

音哑、失音是多种急慢性疾病中的一个症状。病位在喉，或由脏腑病变而渐及于喉。卒然发病者，称为"暴喑"或"暴哑"，多属实证。久病声嘶渐致失音，则称"久喑"，多属虚证，但亦常有虚实夹杂，痰瘀阻滞，阳虚阴盛者。

若突然起病，声音粗浊，音调降低，甚则嘶哑，或兼喉痒喉痛，咯痰不爽，或有咳嗽之声，兼发热恶寒者，则多为外感风寒、风热所致。若兼咳痰黄稠，咽喉红肿疼痛，口干口苦，则为痰火郁闭，均属金实不鸣。若发病缓慢，声嘶日渐加重，日久不愈，咽喉色红痒痛，干咳少痰，或见喉部黏膜溃疡，常兼潮热盗汗，形瘦，腰痛耳鸣，则属肺肾阴虚，金破不鸣。

2. 喉中痰鸣辨析

喉中痰鸣是指痰阻气道，肺气不利而呼吸鸣响有声，是痰涎壅盛的指征。因痰涎稀、稠、多、少及气机壅塞之状而鸣声不同。一般而言，痰多而稠黏，滞于气道，则音低如鼾声；痰多而稀薄，呼吸冲击，则多漉漉之声；气机壅塞，肺管不利，则哮鸣如哨笛。咳吐痰去，则鸣声稍息。喉中痰鸣不仅可见于哮病，亦可见于痰喘、中风、痫病以及其他疾病垂危之时。

哮病发作则呼吸困难,呼气长而费力,喉中哮鸣如哨,或如水鸡之声。

喘见于多种急慢性疾病之中,有痰喘、气喘之不同。痰喘多属实喘或虚实夹杂之证。其喘促胸闷,痰鸣有声极似哮病,但不若哮病有反复发作的特点。痰喘日久,可因新邪旧邪相引而转变成哮。

中风入脏,肝风夹痰壅塞气道,亦可见喉中痰鸣。痫病发作,喉中痰鸣,为痰蒙清窍,气机壅滞之象。久病、重病,气息低微,无力咳吐,喉中痰声滚滚者,则为肺肾气绝之候。

3. 少气、短气、喘的表现与临床意义

喘即气喘。指呼吸困难、急迫,张口抬肩,甚至鼻翼煽动,难以平卧。有虚喘与实喘之分。

短气指自觉呼吸短促而不相接续,气短不足以息的轻度呼吸困难。其表现似喘而不抬肩,气急而无痰声,即只自觉短促,他觉征象不明显。短气有虚、实之别。

少气,指呼吸微弱而声低,气少不足以息,言语无力的症状。少气只主虚证,属诸虚劳损,多因久病体虚或肺肾气虚所致。

4. 关于咳嗽与肺咳的概念

咳嗽单名咳或嗽。然古代曾将咳与嗽加以区分,如

刘河间《素问病机气宜保命集·咳嗽论》说:"咳谓无痰而有声……嗽谓无声而有痰……咳嗽谓有痰而有声。"究之临床,很难将两者截然分开,故现今一般通称为咳嗽。

以往对于"咳嗽"的定义,尚不够科学、严谨。应该说,咳嗽是指肺气上逆作声,并咯吐痰液的症状。咳嗽为肺系疾病最常见的表现,他脏病变亦可影响到肺而伴见咳嗽,故前人有咳嗽"不离于肺""不止于肺"之说。

外感或内伤的多种原因,如六淫外邪袭肺、有害气体刺激、痰饮停肺、气阴两虚等,导致肺气失于宣发、肃降,均可使肺气上逆而发为咳嗽。临床以咳嗽作为主症的疾病主要有肺热病(风温肺病)、肺咳、哮病、肺痿、肺胀、肺痹、肺痨、肺岩、顿咳、尘肺、肺水、喉咳等。其他脏腑的病变影响到肺也可出现咳嗽的症状,所以《素问·咳论》有"五脏六腑皆令人咳"之说。

"肺咳"是独立的病名。《素问·咳论》说:"肺咳之状,咳而喘息有音,甚则唾血。"可见"肺咳"不是一个症状,它有病位——肺,有主症——咳,伴随症——喘息有音,甚至唾血,因此,"肺咳"是一个病名,是以咳嗽为主要表现的疾病,并且不属于肺痨、肺痿、肺胀、肺痈等已定病名的疾病。肺咳是因外邪犯肺,或痰浊内蕴,气阴亏虚等,使肺失清肃而肺气上逆,表现以咳嗽为突出症状的肺系非特异性疾病。其新起病程短者为新肺咳,病久而反复发作者为久肺咳,与西医所说气管-支气管炎相类似。

5. 名词解释

(1)伤寒蓄血:太阳病腑证之一,首见于《伤寒论·辨太阳病脉证并治》。由于太阳邪热随经入腑,瘀热结于下焦所致。症见少腹急结或硬满,如狂或发狂,善忘,便溏黑腻,小便自利。

(2)顿咳:即百日咳。因时行疫邪犯肺,阻于气道而肺气上逆,以阵发呛咳,咳后有鸡鸣样回声为主要表现的疫病类疾病。

(3)心痹:因风寒湿热等邪侵及形体,阻痹经气,复感于邪,内舍于心,久之损伤心气脉络,心脉运行失畅。以心悸、胸闷、短气、心脏严重杂音、颧颊紫红等为主要表现的内脏痹病类疾病。

(4)胸痹:因胸阳不振,阴寒、痰浊留踞胸廓,或心气不足,鼓动乏力,使气血痹阻,心失血养所致。以胸闷及发作性心胸疼痛为主要表现的内脏痹病类疾病。

(5)瘿气:多因情志内伤,阴虚气郁,使痰气互结、化火伤阴而成。以颈前肿大、善饥消瘦、急躁心悸、畏热多汗、手颤、眼突等为主要表现的瘿病类疾病。

（6）水逆：古病名。出自《伤寒论·辨太阳病脉证并治》。后世凡见呕吐清水，渴欲饮水，水入即吐者称为水逆，多由内有伏饮所致。

（7）肠痹：多由腹部手术后，或因肠道、腹部的病变，或是全身疾患、瘫痪等的影响，使肠体麻痹，气机不通所致。以腹胀如鼓、腹痛、呕吐、便秘、无肠鸣、矢气为主要表现的内脏痹病类疾病。

（8）肠结：多因腹部手术损伤，或实邪内积，使肠体活动异常而搏结不通，气机阻塞所致。以腹痛、呕吐、腹胀、便秘为主要表现的内脏痹病类疾病。

（9）齲齿：齲，音 qǔ，病名。出自《素问·缪刺论》。又名齿齲，指牙齿蛀空朽痛者。多因口腔不洁，或风痰湿热熏蒸手足阳明两经所致。症见龈齿腐臭，齿牙蛀蚀宣露，疼痛时作时止，口腔气味臭秽。

（10）牙疳：因风热邪毒，或寒湿凝滞牙龈所致。以牙龈红肿、溃烂疼痛，或腐臭脓血泌出等为主要表现的口腔疾病。

（11）狐臭：因先天所得，或后天所染，均为血气不和、湿热蕴积。以腋下（乳晕、脐部、外阴等处亦可发生）汗液有特殊臭气为主要表现的疾病。

（12）鼻渊：因外邪侵袭，或脏腑蕴热，蒸灼鼻窍，或因脏腑虚损，邪留鼻窦所致。以鼻流浊涕量多、鼻塞、嗅觉减退、头晕胀闷、鼻道有脓等为主要表现的鼻病。

（13）瘟疫：感受疫疠之邪所致，发病急骤，具有强烈传染性，病情严重的一类疾病。

第三章 ○ 问 诊

【重点直达】

第一节　问诊的意义及方法

一、问诊的意义

1. 问诊获取的病情资料比较全面
2. 问诊有利于疾病的早期诊治
3. 问诊有助于精神心理性疾病的诊断与治疗

二、问诊的方法和注意事项

1. 抓住重点，全面询问
2. 边问边辨，问辨结合

第二节　问诊的内容

1. 一般情况(姓名、性别、年龄、婚况、民族、职业、籍贯、工作单位、现住址等)

2. 主诉(患者最感痛苦的症状、体征及持续时间)

3. 现病史(起病情况、病变过程、诊治经过、现在症状)

4. 既往史(平素健康状况、既往患病情况)

5. 个人生活史(生活经历、饮食起居、精神情志、婚育状况)

6. 家族史

十问歌：一问寒热二问汗，三问头身四问便，五问饮食六胸腹，七聋八渴俱当辨，九问旧病十问因，再兼服药参机变，妇女尤必问经期，迟速闭崩皆可见，再添片语告儿科，天花麻疹全占验。

第三节　问现在症

一、问寒热

怕冷(主观)：恶寒——自觉怕冷，得温不解(邪气致病为主);畏寒——自觉怕冷,得温可解(阳虚阴盛为主)。

发热(客观、主观)——体温高于正常;自觉全身或局部发热。

表3-1 恶寒发热

临床表现	临床意义	
恶寒重发热轻	表寒证	
发热重恶寒轻	表热证	表证
发热轻而恶风	伤风表证	

表3-2 但寒不热

临床表现	临床意义	
新病恶寒	表寒证初期、里实寒证	
久病畏寒	里虚寒证	寒证

表3-3 但热不寒

临床表现		临床意义
壮热		里实热证
潮热	阳明潮热(日晡潮热)	胃肠燥热内结
	湿温潮热,身热不扬	湿热蕴结,湿遏热伏
	阴虚潮热(骨蒸潮热)	阴虚不能制阳,虚热内生

临　床　表　现		临　床　意　义
微热	兼神疲乏力，少气懒言	气虚
	兼形体消瘦，颧红盗汗	阴虚
	兼急躁易怒，胁肋胀痛	气郁
	兼面色黧黑，口唇紫绀，舌紫暗，脉细涩	血瘀
	小儿夏季热	气阴两虚

表3-4　寒热往来

临　床　表　现	临　床　意　义	
寒热往来，发无定时	少阳证	半表半里证
寒热往来，发有定时	疟疾	

二、问汗

表3-5　有汗无汗

临　床　表　现		临　床　意　义
无汗	表证无汗	表实寒证
	里证无汗	阴寒内盛；阳气虚衰；津血亏虚
	局部无汗	中风、痿证、截瘫。风痰、瘀血、风湿之邪，阻闭经络
有汗	表证有汗	伤风表证；风热表证
	里证有汗	详见表3-6

表 3-6　里证有汗

临　床　表　现		临　床　意　义	
自汗—经常清醒状态汗出较多,活动尤甚		气虚证;阳虚证	
盗汗—入睡汗出,醒则汗止		阴虚证	
战汗—先见全身寒冷战抖,而后汗出	汗后热退	邪去复复	邪正剧争,病情变化的转折点
	汗后热甚	邪盛正衰	
大汗	蒸蒸大汗,壮热烦躁	里实热证	
	冷汗淋漓,四肢厥冷	亡阳证	
	汗出热而黏,身热躁扰	亡阴证	

表 3-7　局部有汗

临　床　表　现	临　床　意　义
头汗	上焦热盛;中焦湿热;虚阳上越
心胸汗	心脾两虚;心肾不交(虚证)
手足心汗	阴经郁热;中焦湿热;脾虚失运;阳明燥热
阴汗	下焦湿热郁蒸

三、问疼痛

痛势较剧,持续时间长,痛而拒按——"不通则痛"(实证)。

痛势较缓,时痛时止,痛而喜按——"不荣则痛"(虚证)。

表3-8　疼痛的性质

临 床 表 现		临 床 意 义
胀痛	胸胁脘腹	气滞
	头目	肝阳上亢;肝火上炎
刺痛		瘀血阻滞
窜痛	胸胁脘腹	肝郁气滞
	肢体关节(游走痛)	风痹
固定痛	胸胁脘腹	瘀血内阻
	肢体关节	寒湿、湿热、瘀热阻滞
冷痛		实证。寒邪阻络
		虚证。阳气不足
灼痛		实证。火邪窜络
		虚证。阴虚火旺
重痛	头部、四肢及腰部	湿邪困阻气机
	头部	肝阳上亢,气血上壅
闷痛	胸部	痰浊内阻心肺
绞痛		有形实邪阻闭气机;寒邪凝滞气机
掣痛		筋脉失养;经脉阻滞不通
酸痛		风湿侵袭;肾虚、气血不足
隐痛		精血亏虚;阳气不足
空痛		肾精不足;气血亏虚

表 3-9 头 痛

临 床 表 现	临 床 意 义
后脑痛连项背	太阳经
两侧头痛	少阳经
前额连眉棱骨痛	阴明经
巅顶痛	厥阴经

表 3-10 胸 痛

临 床 表 现	临 床 意 义
左胸心前区憋闷刺痛者	瘀阻心脉
胸痛喘促,痰黄而稠	热邪壅肺
胸痛而咳吐脓血腥臭痰	肺痈
胸痛咯血,或痰中带血,伴潮热盗汗	肺痨

表 3-11 胁 痛

临 床 表 现	临 床 意 义
胁肋胀痛,情绪抑郁或急躁易怒	肝郁气滞
胁肋胀痛,纳呆厌食,身目发黄	肝胆湿热
胁肋灼痛,头晕面赤,口苦咽干	肝胆火盛
胁肋刺痛,或胁下触及肿块,固定而拒按	肝血瘀阻
胁肋饱满胀痛,咳唾痛剧	悬饮。饮停胸胁
举重挣努,或胸胁部活动较猛等突然出现胁肋疼痛	岔气。局部气机阻滞
胁肋部外伤后疼痛剧烈,妨碍正常呼吸	肋骨损伤

表 3-12　脘　痛

临　床　表　现	临　床　意　义
食后痛剧	实证
食后痛减	虚证
冷痛,得热痛减	寒证
灼痛,喜凉恶热	热证
胀痛,频频矢气,嗳气或矢气后症状减轻	气滞
胀痛,嗳腐吞酸,矢气恶臭	食滞

表 3-13　腹　痛

临　床　表　现	临　床　意　义
大腹隐痛,喜温喜按	脾胃虚寒
小腹胀痛,小便不利	膀胱气滞
小腹胀痛或刺痛,随月经周期而发	胞宫气滞血瘀
少腹冷痛,牵及外阴	寒滞肝脉

表 3-14　背　痛

临　床　表　现	临　床　意　义
脊痛不可俯仰	督脉损伤
背痛连项	风寒客于太阳经脉
肩背疼痛	风湿阻滞,经气不利

表 3 - 15　腰　　痛

临　床　表　现	临　床　意　义
腰痛绵绵,瘘软无力,以两侧为主	肾虚
腰脊或腰骶部冷痛重着,寒冷阴雨天加重	寒湿痹病
腰脊疼痛连及下肢	经络痹阻
腰部刺痛拒按,固定不移	瘀血阻络
侧腰部剧痛如刀绞,伴血尿	结石阻滞下焦
腰痛伴尿频、尿急、尿痛或尿血	湿热蕴结下焦

表 3 - 16　四　肢　痛

临　床　表　现	临　床　意　义	
疼痛游走不定	感受风邪为主	痹病
疼痛剧烈,遇寒加剧,得热痛减	感受寒邪为主	
重着而痛,固定不移,肌肤麻木不仁	感受湿邪为主	
关节红肿热痛	感受热邪;风寒湿邪郁久化热	
关节疼痛,肿大变形,屈伸受限	日久痰瘀阻络,筋脉拘挛	
独见足跟或胫膝酸痛	肾虚	

表 3 - 17　周　身　痛

临　床　表　现	临　床　意　义
新病	实证。感受风寒湿邪,经气不利
久病	虚证。气血亏虚,筋脉失养

四、问头身胸腹

表3-18 头　晕

临 床 表 现	临 床 意 义
头晕昏沉,伴胸闷呕恶、舌苔白腻	痰湿内阻,清阳不升
头晕而胀,伴有面红目赤、烦躁易怒	肝火上炎
外伤后头晕刺痛,夜间尤甚	瘀血阻络
头晕胀痛,伴有腰酸耳鸣、头重足轻	肝阳上亢
头晕目眩,过劳加重	气血亏虚
头晕耳鸣,兼腰酸遗精、健忘	肾精亏虚

表3-19 胸　闷

临 床 表 现	临 床 意 义
兼心悸气短	心气不足,心阳不振
兼心痛如刺,面唇青紫	心血瘀阻
兼痰多,咳嗽气喘	痰浊阻肺

表3-20 胁　胀

临 床 表 现	临 床 意 义
精神抑郁或急躁易怒,善太息	肝气郁结
口苦,身目发黄,舌苔黄腻	肝胆湿热

表3-21 脘　痞

临　床　表　现	临　床　意　义
食少,腹胀便溏	脾胃虚弱
腹胀,呕恶痰涎	痰湿中阻

表3-22 腹　胀

临　床　表　现	临　床　意　义
时胀时减而喜按	脾胃虚弱,失于健运
持续胀满不减而拒按	食积胃肠,或实热内结,阻塞气机
腹胀如鼓,皮色青黄,腹壁青筋暴露	肝、脾、肾失常,气、血、水互结

表3-23 身重、麻木、疲乏

临　床　表　现	临　床　意　义
身重	湿邪内阻;温热耗伤气阴
麻木	气血亏虚;肝风内动;痰瘀阻络
疲乏	精血亏虚,肌体失养;气虚阳衰,推动无力;湿困气机;气郁气消

五、问耳目

表3-24 耳鸣、耳聋

临　床　表　现	临　床　意　义
突发耳鸣,声大如潮,按之鸣声不减,或加重;或新病暴聋	实证。肝胆火盛,上扰清窍;痰瘀阻滞清窍;外邪上袭,蒙蔽清窍
渐觉耳鸣,声小如蝉鸣,按之鸣声减轻或暂停;或久病渐聋	虚证。肝肾阴虚,肝阳上扰;肾精亏虚,耳失所养;脾虚气陷

表3-25 目痒、目痛、目眩、目昏、雀盲、歧视

临 床 表 现		临 床 意 义
目痒	奇痒,羞明流泪,并有灼热感	肝经风火上扰
	微痒而干涩	血液亏虚,目失濡养
目痛	目胀痛,兼面红目赤、急躁易怒	肝火上炎
	目赤肿痛,兼羞明多眵	暴发火眼、天行赤眼。风热上行
	目微赤微痛,时痛时止,且干涩少眵	阴虚火旺
目眩	兼头晕头胀,面赤口渴	风火上扰清窍
	兼头晕胸闷,脘痞恶心	痰湿上蒙清窍
	兼头晕乏力,气短食少,腹胀便溏	中气下陷,清阳不升
	兼头晕腰痠,耳鸣健忘	肝肾不足,目窍失养
目昏、雀盲、歧视		肝血不足,肾精亏虚,目失充养

六、问睡眠

表3-26 失眠、嗜睡

临 床 表 现		临 床 意 义	
失眠	睡后易醒,不易再睡	心脾两虚	阳不入阴,神不守舍
	心烦不寐	心肾不交	
	时时惊醒,不易安卧	胆郁痰扰	
	频频太息,伴情绪异常	肝气郁结,心气不宁	
	夜卧不安,难以入眠,伴脘腹胀闷,嗳气频作	食滞内停	

临　床　表　现		临　床　意　义	
嗜睡	伴头目昏沉,胸闷脘痞,肢体困重	痰湿困脾,清阳不升	阳虚阴盛,痰湿困脾
	饭后嗜睡,兼神疲倦息,食少纳呆	中气不足,脾失健运	
	大病之后,精神疲乏而嗜睡	正气未复	
	伴精神疲惫,畏寒肢冷,踡卧恶动,喜温	阳虚阴盛	

七、问饮食口味

表 3-27　口渴与饮水

临　床　表　现		临　床　意　义
口不渴饮		津液未伤。寒证,湿证
口渴欲饮	口干微渴,兼发热,咽喉肿痛	外感温热病初期,伤津较轻
	大渴喜冷饮,并壮热面赤,汗出,脉洪数	里实热证
	口渴多饮,伴小便量多,多食易饥,形体消瘦	消渴病
	大渴引饮	津液大量丢失
渴不多饮	口燥咽干而不多饮,兼颧红盗汗,舌红少津	阴虚证
	渴不多饮,兼身热不扬,头身困重,脘闷苔腻	湿热证

临 床 表 现		临 床 意 义
渴不多饮	渴喜热饮,饮水不多,或水入即吐	痰饮内停;阳气虚弱
	口干但欲漱水而不欲咽,兼舌紫暗或有瘀斑	瘀血内停
	口渴饮水不多	温病营分证

表 3-28　食欲与食量

临 床 表 现			临 床 意 义
食欲减退	新病		正气抗邪(预后良好)
	久病,兼腹胀便溏,神疲倦怠,面色萎黄,舌淡脉虚		脾胃虚弱
	伴头身困重,脘闷腹胀,舌苔厚腻		湿盛困脾
厌食	兼嗳气酸腐,脘腹胀满,舌苔厚腻		食滞胃脘
	厌食油腻	兼脘腹痞闷,呕恶便溏,肢体困重	脾胃湿热
		伴胁肋胀痛灼热,口苦泛呕,身目发黄	肝胆湿热
	孕妇厌食		冲脉之气上逆;严重者为妊娠恶阻
消谷善饥	兼口渴心烦,口臭便秘		胃火亢盛,腐熟太过
	兼多饮多尿,形体消瘦		消渴病。胃肾阴亏火旺
	兼大便溏泄		胃强脾弱
饥不饮食	兼脘痞,干呕呃逆		胃阴不足,虚火内扰

临　床　表　现		临　床　意　义
偏嗜食物或异物	偏嗜肥甘	易生痰湿
	过食辛辣	易致燥热
	偏嗜生冷	易伤脾胃
	妇女妊娠期间,偏嗜酸辣	不属病态
	嗜食泥土、生米、纸张等异物,兼见消瘦、腹胀腹痛	小儿虫积
食量变化	病中食量渐增	胃气渐复
	病中食量渐减	脾胃功能渐衰
	危重患者本不欲食,甚至不能食,突然欲食或暴食	除中。脾胃之气将绝
吞咽艰涩,进食梗噎不顺,胸膈阻塞,饮食难下,甚至食入即吐		噎膈。肝脾肾功能失调,痰气血互结,津枯血燥,食管狭窄不通

表 3-29　口　味

临　床　表　现	临　床　意　义
口　淡	脾胃气虚
口　苦	肝胆火盛;湿热内蕴
口　甜	脾胃湿热;脾虚
口　酸	肝胃不和;伤食
口　咸	肾虚;寒水上泛
口　涩	燥热伤津;脏腑热盛
口黏腻	湿浊停滞;痰饮;食积

八、问二便

表 3-30 大 便

临 床 表 现			临 床 意 义
便秘			热结肠道;寒凝肠腑;气血阴阳不足,肠失濡润,推动乏力
便次异常	泄泻	伴食欲不振,腹胀隐痛,神倦消瘦	脾虚失运
		黎明前腹痛作泻,泻后痛减,伴形寒肢冷、腰膝疫痛	五更泄。脾肾阳虚,寒湿内积
		泄泻暴作,伴急迫腹痛,泻下不爽,肛门灼热	湿热蕴结大肠
		泻下清稀,伴腹部冷痛,肠鸣苔白腻	寒湿
		泻下臭秽,伴呕吐酸腐,腹胀纳减	食滞内停
		腹痛作泻,泻后痛减,伴情绪抑郁,脉弦	肝郁乘脾
便质异常	完谷不化		脾胃虚寒;肾虚命门火衰
	溏结不调	时干时稀	肝郁脾虚
		先干后稀	脾胃气虚
	便血	远血	胃肠瘀血,或脾不统血
		近血	热邪内盛,肠风下血;肛门局部撕裂或脉络瘀血
	脓血便		痢疾。湿热蕴结,肠道气血瘀滞腐败

临 床 表 现		临 床 意 义
排便感异常	肛门灼热	大肠湿热下注；大肠郁热，下迫直肠
	里急后重	湿热痢疾。湿热内阻，肠道气滞
	排便不爽	湿热蕴结肠道；肝气犯脾，肠道气滞；食滞胃肠，气机不畅
	滑泻失禁	脾肾虚衰，肛门失约
	肛门气坠	脾虚中气下陷

表 3-31 小 便

临 床 表 现		临 床 意 义
尿量异常	增多	清长，畏寒喜暖	虚寒证
		伴多饮、多食、消瘦疲乏	消渴病
	减少	色黄	热盛；汗吐下伤津
		伴水肿	肺脾肾功能失常，气化不利，水湿痰饮内停
尿次异常	频数	新病，短赤而急迫	膀胱湿热，气化失职
		久病，量多色清，夜间尤甚	肾阳不足，肾气不固，膀胱失约
	癃闭		肾之阳气不足，无力气化；脾气虚弱，失于升清降浊；湿热蕴结膀胱；肺热气壅；瘀血、结石阻塞下焦

临 床 表 现		临 床 意 义
排尿感异常	小便涩痛	淋证。湿热下注，膀胱气化不利
	余沥不尽	肾气不固，膀胱失约
	小便失禁	
	遗尿	

九、问经带

表3-32　月　经

临 床 表 现		临 床 意 义
经期异常	月经先期	气虚不能摄血；阳盛血热、肝郁血热、阴虚火旺
	月经后期	营血亏损、阳气虚衰；气滞不行、寒凝血瘀
	月经先后无定期	肝气郁滞；瘀血阻滞；脾肾虚损
	闭经	脾肾虚损，冲任气血不足；气滞、寒凝而血瘀；痰湿阻滞胞宫
经量异常	月经过多	热伤冲任，迫血妄行；气虚冲任不固，经血失约；瘀阻胞络，络伤血溢
	月经过少	精血亏少，或气血两虚；寒凝血瘀
	崩漏	血热、血瘀、肾亏、脾虚

临　床　表　现	临　床　意　义
经色、经质异常 淡红质稀	气虚;血少不荣
深红质稠	血热内炽
紫暗夹血块,兼小腹冷痛	寒凝血瘀
痛经 经前或经期小腹胀痛	气滞
经期小腹刺痛,经血中挟有紫暗色血块	血瘀
经期小腹冷痛,得温痛减	寒凝或阳虚
经期或经后小腹隐痛,喜按揉	气血两虚,胞脉失养

表 3-33　带　　下

临　床　表　现	临　床　意　义
白带 色白、量多、质稀、少臭	脾肾阳虚;寒湿下注
色白、质稠、状如凝乳,或呈豆腐渣状,气味酸臭,伴阴部瘙痒	湿浊下注
黄带—色黄、质黏、气味臭秽	湿热下注
赤白带—白带中混有血液,赤白杂见	肝经郁热;湿热下注

十、问小儿

（一）出生前后情况

（二）预防接种、传染病史

（三）发病原因

【释难解疑】

1."问而知之谓之工"的含义

语出《难经·六十一难》。工，功夫、灵巧之意。说明问诊必须细致、熟练，才能达到技术灵巧的程度。

2.要善于抓住主症进行询问

主症是指疾病中的主要症状与体征，它是疾病病理本质的外在表现。临床若能准确抓住主症，并能围绕主症进行询问，且通过主症进行分析思考，则有利于对疾病本质的认识。

准确的认识主症，并不是一件容易的事。因为主症是病证本质的客观表现，是对病证诊断起决定作用的症状，因而并不完全等同于患者的主诉，而必须通过医生分析思考以后才能确定。因为有时患者自认为很重要的痛苦，或者首先所讲的是一些次要症状，其实并不一定是病证所反映的主症。临床时，定准主症以后，就要围绕主症这一中心线索进行询问和思考，并且要问症与辨证相结合（即边询问边分析），减少盲目和防止遗漏。

3.主诉的定义及其"要素"

主诉是患者就诊时最感痛苦的症状、体征及持续时间，如"发热咳嗽 3 天"。主诉往往是疾病的主要矛盾所在，通过主诉常可初步估计疾病的范畴和类别、病势的轻重缓急。因此，主诉具有重要的诊断价值。主诉的要素是所述症状或体征的部位、性质、程度、时间等。

4. 现病史和既往史的界定与关系

现病史是指当前所患病证的病史，包括就诊疾病从起病到就诊时病情演变与诊治的全部过程，以及就诊当时的全部自觉症状。既往史是指过去所患疾病的病史，包括既往健康情况，曾患过何种疾病及其诊治的主要情况。二者的概念似乎非常清楚，区别并不困难。其实不然，临床要将二者分清并不容易，因为现在与过去是相对的概念，其间并无明确的界线，现在就诊的疾病可能既往已经存在，而既往的疾病现在可能并未消除，这就使得有的病情是作为现病史，或是作为既往史，往往难以确定。

如何区分现病史和既往史呢？主要应根据主诉所定病证及其所记时间而定。即主诉所述病证及其时间之内者属现病史的内容，主诉所述疾病及其所定时间以外的其他疾病则属既往史的内容。如某患者经常头晕、血压高，已有 5 年，今晨突然仆倒，神志昏迷，喉间痰鸣。若以昏仆、喉间痰鸣 3 小时作为主诉，则头晕、血压高等病情，应属既往史的内容。若以经常头晕、血压高 5 年，昏仆 3 小时作为主诉，则现病史应记载该病 5 年来发生发展及演变的经过。同时，主诉以外的其他疾病,即使其病程未超过主诉所述病证的时间,一般也应记在既往史内,如以关节疼痛反复发作 4 年为主诉,则 4 年之内所患过的如痢疾、尿出砂石、外伤骨折等病证,仍应属既往史的内容。

由此可知,现病史与既往史的内容及时间界定,实际是由主诉决定的。因此,临床时一定要确定好主诉的内容及其限定时间,否则将给现病史与既往史的询问和书写带来困难。

5. 对“恶寒发热”症状的理解

“恶寒发热”是指恶寒发热并见。为外感病常见的症状,并且是诊断有无表证的最主要依据。恶寒与发热是两种相反的症状,从理论上讲,二者是不能同时出现的。但临床确实存在,因为发热是一个过程,从发热的过程来看,恶寒发热见于发热的初期,恶寒时体温已开始上升,故恶寒是发热的伴随症状。其具体表现为:患者感到恶寒,而只是偶尔觉得轻微发热,甚至加衣覆被、向火取暖,其恶寒仍不得缓解,但切诊或探测则可有客观发热存在;或者是患者虽感发热,但同时又有恶寒的感觉。其机制是外邪侵袭肌表,影响卫阳“温分肉”的功能,肌腠失煦则恶寒;邪气外束,玄府闭塞,卫阳失于宣发则郁而发热。所以,恶寒与发热并见是诊断表证的重要依据。

在恶寒发热中,"恶寒"是患者的主观感觉,而"发热"则既可是主观的,也可是客观的。因此,所谓"恶寒发热"的关键,是患者一定要既有恶寒、又有发热的感觉,如果只觉恶寒而毫无发热之感,则即使体温很高,也不能称作"恶寒发热",而只能是"恶寒"。

6. 潮热的表现与辨证

潮热,是指发热有一定的规律性,按时发热,或按时热势加重,如潮汐之有定时的症状。

对潮热的称谓,有以时间命名者,如日晡潮热、午后潮热、夜间潮热等;有以病状命名者,如骨蒸潮热;有按病性命名者,如阳明潮热、阴虚潮热、湿温潮热等。

潮热一症,多属里证,热势有高有低,性质有虚有实,多见于外感热病之中后期及某些内伤病等。导致潮热的常见病机有阳明腑实、湿温邪留气分、肺肾阴虚、阴虚火旺、瘀血内停等。

潮热的辨证首当分虚实。实证潮热多由外感所致,病程较短,热势较高;虚证潮热多由劳倦内伤所致,病程多较长,热势较低,或仅有自觉发热,午后或夜间潮热,天明热退身凉。然实证久延、失治、误治,则可转为虚实夹杂证或虚证。

7. 从"阳加于阴谓之汗"理解汗的机制

《素问·阴阳别论》指出"阳加于阴谓之汗"。所以,无论生理性或病理性的汗之有无、多少，都应从阴阳盛衰及其相互关系是否协调来加以理解。体内阴阳基本平衡时一般无明显汗出；体内阳气偏旺则汗出可以散热；外界气温低时，玄府闭塞而无汗出，以保持热能。在病理情况下，阳气亏虚不能固护卫表，腠理不密，则常自汗出；阳气virtue而无力蒸腾阴液，津液不能气化成汗，则又为无汗或少汗；阴液津血不足，汗无化源，常为无汗而皮肤干燥；阴虚火旺或内热，蒸迫津液外泄，则常见盗汗；里热炽盛，逼津外泄，故汗多；寒邪外束，肤表固密，故无汗；风邪外袭，营卫失调，则汗自出；经络瘀滞，阴阳气机升降受阻，津液不布，可为半身汗出；湿浊内蕴，阳热蒸蒸，则汗出不彻或头额汗出；病情危重时，阴阳离决，常以"绝汗"为审证要点。

8. 亡阴之汗与亡阳之汗的区别

绝汗是指在病情危重的情况下，出现大汗不止，每可导致亡阴或亡阳，故又称脱汗。如病势危重，在高热烦渴，脉细数疾的情况下，而见汗出如油，热而黏手者，为亡阴之汗。若病势危重，在身凉肢厥，脉微欲绝的情况下，而见大汗淋漓，汗稀而凉者，属亡阳之汗。

9. 战汗的临床意义

在病势沉重之时，先见全身战栗抖动，而后汗出的，称为战汗。战汗是邪正相争，病变发展的转折点，应注意观察病情的变化。如汗出热退，脉静身凉，是邪去正复之佳象；若汗出而身热不减，仍烦躁不安，脉来疾急，为邪胜正衰之危候。

10. 热入营血，口反不甚渴的机制

"反不甚渴"，即口不甚渴，不是口不渴。是说邪入营分之后，口渴的程度与气分之口大渴相比较，反而轻了一些。热入营分，为何口反不甚渴？其理由可有以下几点：一是热入营血，热能蒸阴上升，上潮于口，故不甚渴。二是气分证是高热、大汗出，而在营分发热不如气分证时高，伤津耗液的程度反不如在气分时重。三是热在气分耗伤津液，饮水可以自救，而热在营血则是耗伤营阴，营阴亏损，水不能济，故饮水无快意，而饮亦不多。四是热入营分，多有神志异常、感觉失灵，对口渴未能灵敏地反映出来。五是内有蓄瘀之故，热邪深入营血，迫血妄行，热窜血络，在外可见斑疹隐隐及各种出血症状；在内则瘀血蓄积，热蕴于瘀血之中，可以蒸发其中的水分上潮于口，故有瘀血亦不欲饮水，而口不甚渴。

11. "除中"的机制分析

除中是指久病重病之人，本已失神，已久不能食，而突然一反常态，出现欲进饮食，甚至暴食。这是一种反常的表现，往往食之而随之是死亡，故称之为"除中"。成无己《注解伤寒论》说："除，去也；中，胃气也。言邪气太甚,除去胃气,胃欲引食自救,故暴能食,此欲胜也。"所以"除中"实际上是中气衰败的死亡前兆,属"残灯复明""回光返照"的表现。

假神的出现是精气衰竭已极,阴不敛阳,虚阳外越,神气外现所致。因为精气、阴阳是神气内存的物质基础,今精竭、阴绝、阳微,神失依存,故浮而外越,本神暴露。此种欲食甚至暴食,为胃之本能的表现。这种本能就是维持生命生存的能力,胃之本能欲维持脾胃后天之本,以保生命的延续,欲引食纳谷以自救。但因胃气本身已失去存在的物质基础,即使勉强食之,却已无化谷之能,而更加重其负担,以致能量无继而告,胃之本气反绝,于是神去机息,迅速导致死亡。

12. 口苦、口酸、口甜、口咸的主要病机

口中味觉的异常,常可反映脏腑的病变。因为五味归属于五脏,当脏腑的精气外泄时,可因脏气的偏盛上溢于口而见口味异常,也可因为脏腑之虚,不能摄纳精气而外漏可见口味的异常。

所谓口苦,指未进食苦味食物或药物而自觉口中有苦味。《灵枢·邪气脏腑病形》:"胆病者,善太息,口苦。"《伤寒论》:"少阳之为病,口苦,咽干,目眩也。"说明胆热、肝热是形成口苦的主要原因,由于胆汁味苦,肝胆之气上泛故口苦。

所谓口酸,不因食酸物,而口中常有酸味感觉,或泛酸,且恶酸。因肝味酸,故口酸常为肝气之上溢。土虚木乘亦可作酸,除见口酸外,常有纳食不香,食少,脘胀,嘈杂泛酸等症。

所谓口甜,为口中作甘而不喜甜。因为甜为脾味,故口甜又称脾瘅。其病机是脾之精气上溢于口。如过食肥腻厚味,郁积化热,积湿于脾,热蒸脾气上溢则口甜。少数亦为脾虚,虚火迫脾津上溢而口味作甘。还有脾为湿困,精气失于运化,上泛口中亦作口甜。

所谓口咸,乃口中常有食盐之咸味。咸为肾味,肾液上溢则口中作咸。其产生机制常为肾阳虚而不摄,肾液上泛;或肾阴虚,虚火逼肾液上乘而成。

13. "嗜睡""昏迷"与"昏睡"的鉴别

嗜睡又称多寐、多眠睡、嗜卧。是指神志清醒但睡意很浓,常不自主地入睡,呼之则醒,醒后又睡,甚至不分场合,卧倒即睡,醒后回答问题准确。痰湿困阻,清阳不升;脾气虚弱,中气不足;心肾阳虚,神失温养;胆热内积;瘀血阻窍;暑热伤气等,皆可使神明失清阳之荣,故出现嗜睡。

昏迷是指神志模糊,不省人事,或者昏睡不醒,呼之不应,对外界刺激无任何反应的一种临床表现。常见于外感热病重证,内伤杂病中的中风、痫病和厥病类疾病、重度外伤等。其常见病机有热闭心神（包）、腑热熏蒸、热毒攻心、暑热闭神、湿热蒙蔽、风痰内闭、热盛动风、瘀血乘心、阴竭阳脱等。

昏睡是病中日夜沉睡，虽能唤醒，但神识朦胧，答非所问，偶能正确对答，后旋即复睡。昏睡多为昏迷之先兆，即浅意识的昏迷，若进一步发展，易成昏迷。

14. 名词解释

（1）消渴：因恣食肥甘，或情志过极、房事不节、热病之后等，郁热内蕴，气化失常，津液精微不能正常输布而下泄，阴虚燥热。以口渴多饮，多食而瘦，尿多而甜为主要表现的脾系疾病。

（2）矽肺：又称尘肺。因长期生活于尘埃环境之中，粉尘吸入，沉积于肺，阻塞肺络，使肺失清肃，主气司宣发之功能减弱。以咳嗽、胸闷、胸痛，气喘等为主要表现的内脏痹病类疾病。

（3）妇女热入血室：多因经期感受邪毒所致。以妇女在经期或月经前后，出现寒热如疟，或胸胁、少腹满痛，或谵语，或兼经量异常为主要表现的疾病。

（4）真心痛：又名厥心痛。因胸阳虚损，或气阴不足，或瘀痰阻痹，心脉闭塞所致。以心胸剧痛，甚至持续不解，兼汗出肢冷、面白唇青、脉微欲绝为主要表现的痛病类疾病。

（5）肠痨：因痨虫侵及肠道，肠道络脉受损，瘀浊壅滞，耗伤营气所致。以腹痛，腹泻，或便秘腹泻交替，低热，盗汗为主要表现的痨病类疾病。

（6）脂膜痨：因痨虫侵及腹内脂膜，络脉受损，瘀浊壅滞，耗伤营气所致。以腹痛，腹内触及包块，腹泻，低热，盗汗为主要表现的痨病类疾病。

（7）夏季热：因小儿形气未充，入夏以后，不能适应外界炎热气候而引起。以长期发热，口渴，多尿，无汗或少汗为主要表现的婴幼儿时行热性病。

（8）风痱、喑痱：多为中风之后，风痰内扰，瘀阻经络，或肾虚精亏所致。以中风后舌喑不能言，足废不能用为主要表现的痿病类疾病。

（9）肌痿：又名肉痿。多因脾虚失运，不能输精以濡养肌肉，或湿浊伤及经络、肌肉所致。以肌肉萎缩，痿弱无力不用为主要表现的肢体痿病类疾病。

（10）淋：指以小便频急、短涩疼痛、淋漓不尽为特点的一类肾系疾病。可分为热淋、石淋、血淋、膏淋、劳淋、子淋等。

（11）精癃：因年老肾虚，败精瘀血阻塞精窍等所致。以排尿困难，滴沥不尽，甚或尿闭为主症的肾系疾病。

（12）月经先期：指月经周期提前 7 天以上，并连续提前 2 个月经周期以上。

（13）月经后期：指月经周期延后 7 天以上，并连续错后 2 个月经周期以上。

（14）崩漏：不在行经期间，阴道内大量出血，或持续下血，淋漓不止者，称为崩漏。

（15）闭经：女子年逾 18 周岁，月经尚未来潮，或已行经后又中断，连续停经 3 个月以上者。但在妊娠期、哺乳期或绝经期的月经停闭，属生理现象；部分少女初潮后，偶尔出现月经停闭，而无其他不适反应者，无病理意义，不作闭经论治。

第四章◦切　诊

【重点直达】

第一节　脉　诊

一、脉诊的原理

脉诊原理：脉象产生与心脏搏动、脉道通利、气血盈亏直接有关；血脉贯通全身，与脏腑气血密切相关；故脉象可以反映全身脏腑、气血、阴阳的综合状况。

二、诊脉的部位

三、诊脉方法和注意事项

1. 时间

清晨最佳，注意医患平息，切脉每手不少于 1 分钟。

2. 体位

患者手臂与心脏近于同一水平。

3. 指法

中指定关,关前为寸,关后为尺,三指平齐,以指目按脉脊,布指疏密与患者身长相适应。常用指法有举、按、寻、循、推、总按、单按等。

寸口诊法分候:左寸、关、尺相应心、肝、肾;右寸、关、尺相应肺、脾、肾。寸关尺三部,每部各浮中沉三候,谓之三部九候。

脉象要素:脉位、至数、脉长、脉力、脉宽、流利度、紧张度、均匀度

四、正常脉象

三部有脉,一息四至(闰以太息五至,相当于60~90次/分),不浮不沉,不大不小,从容和缓,柔和有力,节律一致,尺脉沉取有一定力量,并随生理活动和气候环境的不同而有相应正常变化。

特点:有胃(从容、和缓、流利);有神(柔和有力,节律整齐);有根(沉取应指有力,尺部尤显)。

临床意义:辨别病位;阐述病性;推测病因病机;推断预后。

五、常见脉象及其临床意义

表4-1 脉位分类

临床表现			临床意义	
浮脉	举之有余,按之不足		表证;虚证	
散脉	浮散无根,稍按则无		元气离散,脏腑之气将绝	
芤脉	浮大中空,如按葱管		失血,伤阴	
沉脉	举之不足,按之有余	有力	里实证	里证
		无力	里虚证	
伏脉	脉位深沉,推筋按骨始得,甚则伏而不见		里证。常见于邪闭,厥证,痛极。	
牢脉	脉形沉而实大弦长,轻取中取均不应,沉取始得,坚着不移		阴寒内实,疝气癥瘕	

表4-2 脉率分类

临床表现			临床意义	
迟脉	脉来迟慢,一息不足四至	有力	寒积证	寒证
		无力	虚寒证	
缓脉	一息四至,来去缓怠		湿病;脾胃虚弱	
数脉	脉来急数,一息五六至	有力	实热证	热证
		无力	虚热证	
疾脉	脉来急疾,一息七八至		热盛阳极;亡阴、亡阳	

表4-3 脉宽分类

	临床表现			临床意义
洪脉	脉来浮大,充实有力,状若波涛汹涌,来盛去衰			气分热盛;邪盛正衰
大脉	脉体宽大,但无脉来汹涌之势	数实	邪实	病情加重
		无力	正虚	
细脉	脉细如线,但应指明显			气血两虚,诸虚劳损;湿病

表4-4 脉长分类

	临床表现		临床意义
长脉	脉形长,首尾端直,超过本位		肝阳有余,阳盛内热等有余之证
短脉	首尾俱短,不及三部	有力	气郁	气病
		无力	气损	

表4-5 脉力分类

	临床表现	临床意义
虚脉	三部脉举之无力,按之空虚	虚证
弱脉	极软而沉细	气血俱虚,阳虚
微脉	极细极软,按之欲绝,若有若无	气血大虚,阳气衰微
实脉	三部脉举按均有力	实证

表 4-6 脉流利度分类

	临 床 表 现	临 床 意 义
滑脉	往来流利,如珠走盘,应指圆滑	痰饮,食滞,实热
动脉	脉形如豆,厥厥动摇,滑数有力	痛,惊
涩脉	脉细而缓,往来艰涩不畅,如轻刀刮竹	伤精,血少;气滞血瘀,挟痰,挟食

表 4-7 脉紧张度分类

	临 床 表 现	临 床 意 义
弦脉	端直以长,如按琴弦	肝胆病,诸痛,痰饮,疟疾;虚劳,胃气衰败
紧脉	脉来紧张,状如牵绳转索	寒证,痛证,宿食
革脉	浮而弦硬,中空外坚,如按鼓皮	精血亏虚(亡血,失精,半产,漏下)
濡脉	浮而细软,搏动力弱,不任重按,按之则无	诸虚;湿

表 4-8 脉均匀度分类

	临 床 表 现		临 床 意 义
促脉	脉来数而时一止	止无定数	阳盛实热,气血痰饮宿食停滞;脏气虚弱,阴血衰少
结脉	脉来缓而时一止		阴盛气结,寒痰血瘀;气血虚衰
代脉	脉来中止,止有定数,良久方来		脏气衰微;风证,痛证,七情惊恐,跌仆损伤

六、脉象鉴别、相兼脉和真脏脉

表4-9　临床常见相兼脉及其主病举例

相　兼　脉	临　床　意　义
浮紧脉	表寒证;风寒湿痹
浮缓脉	表虚证
浮数脉	表热证
浮滑脉	表证挟痰;风痰
沉迟脉	里寒证
弦数脉	肝热证
滑数脉	痰热、痰火、湿热或食积化热
洪数脉	气分热盛
沉弦脉	肝郁气滞、寒滞肝脉或水饮内停
沉涩脉	血瘀
弦细脉	肝肾阴虚、血虚肝郁或肝郁脾虚
沉缓脉	脾虚而水湿停留
细数脉	阴虚火旺
弦滑数脉	肝郁夹痰、风阳上扰或痰饮内停

七绝脉——釜沸脉、鱼翔脉、虾游脉、屋漏脉、雀啄脉、解索脉、弹石脉

七、诊妇人脉与小儿脉

妊娠脉：脉象滑数冲和,尺脉尤显。

小儿脉：方法——一指(拇指或示指)定三关。

3岁以下,一息七八至为平脉;五六岁,六至为平脉。

第二节　按　　诊

一、按诊的方法与意义

触——以手指或手掌轻轻接触患者局部皮肤。

摸——以手指稍用力寻抚局部。

按——以重手按压或推寻局部。

叩——用手叩击局部,使之震动产生叩击音、波动感或震动感,可分为直接叩击法、间接叩击法。

二、按诊的内容

表 4－10　前胸按诊

	临床表现	临床意义
前胸高起	叩之膨膨然,其音清	肺胀;气胸
	按之胸痛,叩之音实	饮停胸膈或痰热壅肺
局部青紫肿胀,按之痛而拒按		气滞血瘀

表 4－11　虚里按诊

临床表现	临床意义
其动微弱	宗气内虚;饮停心包
动而应衣太过	宗气外泄

临 床 表 现	临 床 意 义
按之弹手,洪大而搏,或绝而不应	心气衰竭(危侯)
孕妇胎前产后,虚里动高	恶侯
虚损劳瘵之病,虚里日渐动高	病进
搏动迟弱,或久病体虚而动数	心阳不足
搏动数急而时有一止	宗气不守
胸高而喘,虚里搏动散漫而数	心肺气绝
虚里动高,聚而不散	热甚

附:虚里位于左乳下第四、第五肋间,乳头下稍内侧,为心尖搏动处,为诸脉之所宗。

表 4-12 乳 房 按 诊

临 床 表 现	临 床 意 义
肿块呈多发性、扁平形、或串珠状结节,大小不一,边界不清,质韧而不硬,活动度好,伴有疼痛,发展缓慢	乳癖
有形如鸡卵的硬结肿块,边界清楚,表面光滑,推之活动而不痛	乳核
结节如梅李,边缘不清,皮肉相连,病变发展缓慢,日久破溃,流稀脓夹有豆渣样物	乳痨
肿块增大迅速,质硬,形状不规则,高低不平,边界不清,腋窝多可扪及肿块,有血性分泌物从乳头溢出	乳癌

表 4 – 13　胁 部 按 诊

临 床 表 现	临 床 意 义
胁痛喜按,按之空虚无力	肝虚
肿块或软或硬	肝、胆或脾脏气滞血瘀
右胁胀痛,摸之热感,手不可按并伴突然发热	肝痈
右胁下肿块,质地坚硬,按之表面凸凹不平,边缘不规则,常伴压痛	肝癌
右侧腹直肌外缘与肋缘交界处附近触到梨形囊状物,并有压痛	胆石、胆胀等胆囊病变
疟疾日久左胁下可触及痞块,按之硬	疟母

表 4 – 14　脘 部 按 诊

临 床 表 现	临 床 意 义
痞满,按之较硬而疼痛	实证。实邪聚结胃脘
按之濡软而无痛	虚证。胃腑虚弱
按之有形而胀痛,推之漉漉有声	胃中有水饮

表 4 – 15　腹 部 按 诊

临 床 表 现	临 床 意 义
肌肤凉而喜温	寒证
肌肤灼热而喜凉	热证
腹痛喜按	虚证
腹痛拒按	实证

临 床 表 现		临 床 意 义
腹部肿块	推之不移，肿块痛有定处	癥积。病属血分
	推之可移，或痛无定处，聚散不定	瘕聚。病属气分
	大；形状不规则，表面不光滑；坚硬如石；生长迅速	病重，预后不良
饱满充实而有弹性、有压痛		实满
虽膨满，但按之手下虚软而缺乏弹性、无压痛		虚满
高度胀大，如鼓之状		臌胀
右少腹剧痛而拒按，按之有包块应手		肠痈
左少腹作痛，按之累累有硬块		肠中宿粪
腹中结块，按之起伏聚散，往来不定，或按之形如条索状，久按转移不定，或按之手下如蚯蚓蠕动		虫积

表 4-16　肌肤寒热

临 床 表 现		临 床 意 义
身热，触其皮肤觉热甚	久按反不觉热	热在表；虚热
	久按热愈甚	热在里
初按肌肤不觉热，重按至筋骨方觉热		阴虚骨蒸；湿热内蕴
肌肤寒冷		阳气衰少
肌肤灼热		阳热炽盛
肌肤寒冷而大汗淋漓，面色苍白，脉微欲绝		亡阳
汗出如油，四肢肌肤尚温而脉躁疾无力		亡阴
身灼热而手足厥冷		真热假寒

临 床 表 现		临 床 意 义
外感病	汗出热退身凉	表邪已解
	皮肤无汗而灼热	热甚
局部病变	皮肤不热,红肿不明显	阴证
	皮肤灼热而红肿疼痛	阳证

表4-17　肌肤润燥滑涩

临 床 表 现	临 床 意 义
干燥	尚未出汗
湿润	身已出汗
干瘪	津液不足
润滑	气血充盛
枯涩	气血不足
新病皮肤多润滑而有光泽	气血未伤
久病肌肤枯涩	气血两伤
肌肤甲错	瘀血日久,血虚失荣

表4-18　肌肤疼痛

临 床 表 现	临 床 意 义
柔软,按之痛减	虚证
硬痛拒按,按之痛甚	实证
轻按即痛	病在表浅
重按方痛	病在深部

表 4-19 肿　胀

临　床　表　现		临　床　意　义
肌肤肿胀,按之凹陷	不能即起	水肿
	举手即起	气肿

表 4-20 疮　疡

临　床　表　现		临　床　意　义
肿硬而不热,根盘平塌漫肿		阴证
高肿灼手,根盘紧束		阳证
紧硬而热不甚		无脓
边硬顶软而热甚	轻按即痛	脓在浅表
	重按而痛	脓在深部
按之陷而不起		脓未成
按之有波动感		脓已成

表 4-21 尺　肤

临　床　表　现	临　床　意　义
热甚,脉洪滑数盛	温热证
凉,脉细小	泄泻、少气
窅而不起	风水肤胀
粗糙如枯鱼之鳞	精血不足;瘀血内阻;脾阳虚衰,水饮不化之痰饮病

表 4-22　按手足

临　床　表　现	临　床　意　义
手足俱冷	阳虚寒盛,寒证
手足俱热	阳盛热炽,热证
热证反见手足逆冷	逆候
手足背热甚	外感发热
手足心热甚	内伤发热
额上热甚于手心热	表热
手心热甚于额上热	里热
阳虚之证	四肢犹温	阳气尚存,病虽重尚可治疗
	四肢厥冷	病情深重,预后不良

表 4-23　按腧穴

临　床　表　现	临　床　意　义
肺俞穴有结节,或中府穴有压痛	肺病
肝俞或期门穴压痛感	肝病
胃俞或足三里有压痛	胃病
上巨虚穴(阑尾穴)有压痛	肠痈

【释难解疑】

1. 对"壅遏营气,令无所避""气如橐籥,血如波澜"的理解

壅遏营气,令无所避:壅遏,限制的意思;避,离开,此处为溢出之意。语出《灵枢·决气》。限制营血,使其

第四章　切诊 | 107 |

不向外流溢的管道,谓之脉。

气如橐籥,血如波澜:橐籥,橐,音 tuó,一种口袋;籥,音 yuè,古代的一种乐器名。橐籥即风箱。气推动血液运行,象橐籥鼓风所产生的动力,鼓动血液如江河之波澜向前运行,说明脉管有约束、控制和推进血液沿着脉管运行的作用。当血液由心脏排入脉管,则脉管必然扩张,然后血管依靠自身的弹性收缩,压迫血液向前运行,脉管的这种一舒一缩功能,即是气血周流、循行不息的重要条件,也是产生脉搏的重要因素。所以脉管的舒缩功能正常与否,能直接影响脉搏,产生相应的变化。

2. 寸口诊脉及分候脏腑的原理

独取寸口脉能够诊断全身病证的原理,一般都遵循《素问·五脏别论》《素问·经脉别论》和《难经·一难》的解释,即肺朝百脉、寸口为脉之大会的道理。独取寸口的理由是:① 脉动明显:寸口处覆盖组织较薄,脉动十分明显,脉下有桡骨衬托,便于运用指法,人迎处虽脉动亦明显,但不便于施用指法,且易引起痛痒之感。② 诊脉方便:古人拘于"礼"的束缚,不便解衣、触头、按足来进行诊脉,而诊寸口脉患者伸手即可取,操作极其方便。③ 脉气准确:诊脉时,寸口脉与心脏处于同一水平,较之人迎、跌阳距离心脏的距离更适中,心脏耗费的能量与输出的血量之间,在人迎则耗能量大于血流量,在趺阳则耗能量小于血流量,而寸口则可能相等。

④ 经验丰富:由于长期习惯于寸口诊脉,所以诊寸口脉较其他任何部位的脉象,体会最多、经验更丰富,对病情的判断更有把握。

寸口脉分候脏腑的原理,可用乐器加以比拟说明。吹笛子时,笛管长度的不同,启闭不同的笛孔,使吹入的气流在管中产生不同类型的驻波,从而发出不同的声调,这与切寸口脉的原理是颇相类似的。人的左右手寸口脉,也好像二胡的两根琴弦,而寸关尺则好比是不同的音阶,弹按不同的琴弦与音阶,会发出不同的音响。气血流过寸口这一特定部位时,在流体动力学上必然发生复杂的变化,受到内在各个脏器不同功能状态的影响。因此,寸口局部的脉象变化,完全有可能反映出整个身体的生理病理信息。

3. 脉、脉搏、脉象、脉诊的含义

脉—即脉道,是运行气血的通道,有约束和推进血流顺从脉道运行的作用。

脉搏—心脏活动推动气血在脉道中运行时脉管所产生的搏动。

脉象—是医生切脉时手指感觉脉搏跳动的形象。

脉诊—又称切脉,是医生用手指对患者身体某些特定部位的动脉进行切按,体验脉动应指的形象,以了解健康或病情,辨别病证的一种诊察方法。

4."平脉"的含义与脉象

"平脉"亦称正常脉象,是指人们在正常生理条件下所表现出来的脉象。"平脉"的定义包含两方面的内容:一是"平脉"的典型脉象特征;二是"平脉"的生理变异以及由此涉及的与若干其他脉象的关系问题。

关于平脉的典型脉象,历代文献多有描述,用"脉象要素"来分析表述平脉的脉象特征,可以理解为:脉位居中,不浮不沉,沉取不绝;至数适中,不快不慢(一息四五至);脉律均匀;脉宽、脉长适中,不大不小、不长不短、寸关尺三部均有脉;脉力、紧张度适中,和缓而有力、不强不弱;流利度适中,从容而滑利。

由于"正常生理条件"是一个相当宽的范围,它包含了年龄、性别、形体、饮食、情志、劳逸等多方面的因素,同时包含了因不同的季节、气候、地理环境等自然条件的影响而作出的正常生理反应性变化。因此,"平脉"实际上也包含了相当宽的范围,由于不同的个体和环境而有相应的变异。

由此可见,平脉的典型特征与生理变异是平脉不可缺少的两个方面。判断正常脉象须结合考虑诸多的条件才能确定,否则就易流于机械或导致错误。当然这些条件或因素对脉象的影响,只能在适当的程度之内,超过了就会是异常脉象。例如：弦脉，在老年人可以是平脉，在青年人则多半是病脉，而且属于老年人正常脉象的弦脉，只能"弦"在一定的程度以内，超过了则亦是病脉。

5. 对脉象"胃、神、根"的理解

历代医家所谓脉象中的"胃、神、根"，实际上是人的正气在脉象中的反映或体现。脉有胃、有神、有根为平脉；少胃、少神、少根为病脉；无胃、无神、无根是病情十分危重的表现。

"胃"：胃为后天之本，气血生化之源。因此，胃气直接和间接地反映了脾胃运化功能的强弱以及全身气血的盛衰、营养状况的优劣。显然，在脉象所反映的人体生理信息中，势必包含了胃气的盛衰。脉有胃气的表现，主要是：从容、徐和、软滑。

"神"：神是人体生命活动的综合反映。脉有神气的主要特征是：应指有力、柔和从容；井然有序、节律整齐。由于平人脉象是有胃、有神的典型表现，脉之有神须是有力而带柔和之象，与脉有胃气之和缓从容难以截然分开，二者均有冲和之象，故前人有"有胃即有神"之说。说明脉之"胃气"与"神气"有相互包容、重叠的一面，但二者的侧重还是略有不同：脉之胃气重点表现在脉气之和缓、流利，脉之神气则主要表现为脉律整齐和

应指有力。

"根"：脉之有根,古人均认为与肾有关。肾为先天之本,是人体脏腑功能活动的原动力。若肾气充足,则脉象必有根。临床诊脉,以沉取候肾、以尺部候肾,故脉之有根主要表现为：三部脉沉取有力,或尺脉沉取有力。

总之,脉象之有胃、有神、有根,是从不同的侧面强调正常脉象所必备的条件,三者相互补充而不能截然分开。

6. 脉之迟、数与证之寒、热

迟脉一般主寒证。但：① 表寒证多见浮紧脉,而非浮迟脉,因为寒邪侵袭肌表,导致肌表经脉收引,脉道紧缩而拘急,故见脉浮紧,其脉率一般不会"迟"。② 里寒证并非都见迟脉。心主血脉,脉搏快慢源于心之鼓动,迟脉之出现往往与心阳、心气之鼓动有关。或为阴寒之邪凝滞,致心之阳气被遏,鼓动受阻(里实寒),故脉迟而有力;或为心阳心气亏虚,鼓动不及(里虚寒),故脉迟而无力。③ 迟脉亦见于热证。如阳明腑实证之脉迟;热入血室、瘀热互结而脉迟等。此类迟脉是由于瘀热浊邪壅结,间接影响于心所致。

数脉一般主热证。但：① 数脉可主虚证,如气虚、血虚、阴虚、阳虚,临床均可出现数脉。其中,阴虚者脉沉细而数;阳虚、气虚者脉数而无力或浮大虚数;血虚者脉沉细数而无力等,临床并不少见。② 实寒证亦可见数脉。如太阳伤寒(表寒证)脉浮而紧数。

7. 弦脉、紧脉的脉象与鉴别

弦脉以脉硬有形、端直以长为脉象特征。其形成可能与周围神经机能失调而影响血管平滑肌的舒收,脉管弹性状况较差等因素有关。脉波图示波峰较钝、切迹高而显,故顶似平坦,且降支呈弧凸状,这与脉来挺然直过、长硬如弦的指下感觉是一致的。弦脉属有力脉是指其脉硬欠柔、按之不移而言,实际上脉势并不很强,因而弦脉当是阳中之阴脉,这与弦脉主要候肝胆疾患,而肝病有肝气易郁、肝阳易亢、肝阴肝血易亏的病理特点是相符的,即气郁则脉势欠盛、脉道舒收失调,阳亢阴血亏则使血管壁硬而失柔、弹性降低。

紧脉以紧张有力、绷急弹指为脉象特征。紧脉主实寒证。一方面由于寒性收引,既可使脉管在纵的长度上收引绷急,又可使脉管在横的管径上收缩紧束,因而脉道处于绷急紧束的状态。另因新病突起,正气本非虚衰,故阳气亢奋以胜寒,血行旺盛以祛邪,因而脉势冲击有力。这样,气血旺盛的脉势,冲击着绷急紧束的脉管壁,因而指下感觉脉体虽然不大,但脉势却弹指有力、状若转索。《濒湖脉学》所说"紧言其力弦言象",是弦紧两脉辨别的要点。即紧脉是以脉势强盛、弹指有力为特点；弦脉是以脉象挺然、管硬有形为特点。

8. 怪脉的脉象特征与主病

怪脉，或称绝脉、败脉、死脉，其特点是无胃、无神、无根，又称真脏脉。怪脉的出现，绝大部分表示病邪深重，或濒临死亡的征象。元·危亦林《世医得效方》中记载有七绝脉，古典医籍又有十怪脉之说。其脉象与临床意义如下：

（1）釜沸脉：脉位极浅表，至数极快，脉律基本规则，脉力弱且重按无根。由于三阳热极，阴液枯竭所致，病情危急。

（2）鱼翔脉：脉位极浮，至数极慢，脉律严重不齐，脉力极弱、似有似无、重按无根。为三阴寒极，亡阳于外之候。

（3）虾游脉：脉位极浮，至数极慢，脉律严重紊乱，脉力极弱而不匀，时而突然一跳随即隐没，重按无根。是阴绝阳败的表现，主死。

（4）屋漏脉：脉位居中或沉，至数极慢、一息二至，脉律规则或不规则，脉力弱。是脾气衰败，化源枯竭，以至胃气荣卫俱绝。

（5）雀啄脉：脉位居中或沉，至数快，脉律不齐，在连续三、五次快速搏动后出现一次较长的歇止，反复出现,并伴有脉力不匀。是胃之谷气绝于内。

（6）解索脉：脉位居中或沉，至数时快时慢（80～150 次/分），脉律严重紊乱、散乱无序，脉力强弱不等、绝无规律。是肾与命门之气皆亡的表现。

（7）弹石脉：脉位偏沉，至数偏快，脉律基本规则，紧张度极高，毫无柔和软缓之象。是肾水枯竭、孤阳独亢，风火内燔的阴亡液绝征象。

（8）偃刀脉：紧张度极高、坚硬而毫无柔和之象，脉宽度细，脉律不齐。是肝肾阴液耗竭、孤阳独亢的表现。

（9）转豆脉：至数极快，脉长度短，过于流利而躁动不安。是脏腑空虚，正气飘散的征象，是心之死脉。

（10）麻促脉：脉位极浮，至数极快，脉律极不规则，脉宽度极细，脉力极弱，重按无根。是由于气衰血枯，气不运血，卫枯荣血独涩所致。

总之怪脉主要表现为以下几个特征：① 脉位极浮或极沉；② 脉率极数或极迟；③ 脉律极度紊乱；④ 脉力极弱；⑤ 紧张度极高，毫无柔和之象。每一种怪脉，往往至少有上述特征中两点以上的极度异常。

9. 不能相兼的脉象

由于疾病是复杂的，病理改变往往是多方面的，因此，临床上的脉象大部分是相兼存在的。如脉滑数、脉浮紧、脉弦细数等。然而也并不是所有的脉象都可以随意相兼。一是完全对立的脉自然不能相兼,如同一患者其脉不可能既浮又沉、既迟又数、既滑又涩等。二是有些脉类上属于对立的脉也不能相兼,如濡脉为浮细无力,而弱脉为沉细无力,故不能称濡弱脉;结脉是缓而中止,止无定数,代脉则是止有定数,故结脉与代脉不会同时出现(有时可以交替出现),而促脉则是数而中止,故不能与结、代脉相兼。三是有的脉象本来就是由多个脉象要素综合构成的,因此不能又将单因素的脉象与之相兼,如洪脉是脉体洪大而脉势汹涌,浮沉均很明显,故不能称脉洪浮、沉洪、洪而有力;微脉是脉搏极细极弱,若有若无,因此严格地说,所谓脉微细、脉微弱都是不恰当的;虚脉是无力脉的总称,因此著称脉虚无力则是重复缀语。此外紧脉主实寒,脉道因寒邪所遏而绷急紧束,故紧脉的脉势虽甚有力但其脉体不可能是大,因而不会有洪紧、脉紧而大之类的脉象。

10. 妊娠脉象的辨识

妊娠脉象,一般以脉滑为其代表。临床有几种情况:

(1)停经而脉象如常:即《素问·腹中论》"身有病而无邪脉"。指妇女突然停经,并有饮食口味异常,如嗜酸、作呕等类似疾病的一些症状反应,而脉象无异常("无邪脉")的表现,此时应考虑妊娠可能。

(2)脉象"阴搏阳别":指妊娠时脉象可表现为尺

脉滑数有力(阴搏),寸脉较尺脉稍微弱(阳别)。这是由于尺脉属肾属阴,肾主胎胞,妊娠者胎气鼓动,故两尺滑数搏指。

(3)手少阴脉动甚:理由是手少阴为心经之脉,神门穴为心经之原穴。心主血,血聚养胎,胎气鼓动,故神门穴处脉动甚。

临床辨识妊娠脉象宜结合停经、身体情况等从多方面考虑,同时还须与有关的病脉进行鉴别才能确定。

11. 不同表现的缓脉

对于缓脉脉象及其意义,历代观点不尽一致,归纳起来有三类缓脉:

(1)和缓脉:即平缓脉,脉来从容和缓,不疾不徐,并无偏盛,多见于健康人,若病中见此脉,表明病情不重,或正气恢复。

(2)怠缓脉:即脉势怠缓无力之脉,主脾胃亏虚或气血亏虚。由于脾胃虚弱或气血不足,脉搏鼓动乏力,故脉来怠缓。

(3)迟缓脉:是指脉来缓慢,一息不足4至,但稍快于迟脉,主湿证。因外湿或内湿,湿性黏滞,易阻气机,脉气受困,故脉来迟缓。

12. 脘腹各部位划分的名称及相关脏腑

脘腹各部位的划分:膈以下统称腹部。大体分为心下、胃脘、大腹、小腹、少腹等部分。剑突的下方,称为心下;心下的上腹部,称胃脘部;脐以上的部位称大腹;有称脐周部位为脐腹者;脐以下至耻骨上缘称小腹;小腹的两侧称少腹。

按腹部主要是诊断肝、胆、脾、胃、肾、小肠、大肠、膀胱、胞宫及其附件组织的病证。按诊时,根据所诊脏腑的不同,首先确定诊区目标。一般肝脏诊区位于大腹右上方至右肋缘下及剑突下方;脾脏诊区位于大腹左侧上方至左肋缘下方;胆位于大腹右侧腹直肌外缘与肋缘交界处;胃位于上腹部偏左;肠位于脐周围(十二指肠在脐右上方,小肠及肠管在脐周围),乙状结肠在左髂窝部,盲肠位于右下腹;肾脏诊区位于腰部左右肋缘下方;膀胱、胞宫位于小腹部耻骨联合的上方;胞宫附件位于左右少腹部。

13. 腹部胀满时按诊的临床意义

腹满有虚实之别,凡脘腹部按之手下饱满充实而有弹性、有压痛者,多为实满;若脘腹部虽然膨满,但按之手下虚软而缺乏弹性,无压痛者,多属虚满。脘部按之有形而胀痛,推之漉漉有声者,为胃中有水饮。腹部高度胀大,如鼓之状者,称为鼓胀。鉴别鼓胀类别时,医生两手分置于腹部两侧相对位置,一手轻轻叩拍腹壁,另一手有波动感,按之如囊裹水者,为水鼓;一手轻轻叩拍腹壁,另一手无波动感,以手叩击如击鼓之膨膨然者,为气鼓。当腹腔内有过多液体潴留时,因重力的关系,可通过体位的改变,在腹腔低处叩击出浊音;若肠内有气体存在,叩击呈鼓音,此鼓音区域多漂浮在腹水浊音区上面。另外,肥胖之人腹大如鼓,按之柔软,无脐突,无病证表现者,不属病态。

14. 对腹内肿块的诊断思考

若腹部有肿块,按诊时要注意肿块的部位、形态、大小、硬度、有无压痛和能否移动等情况。凡肿块推之不移,痛有定处者,为癥积,病属血分;肿块推之可移,或痛无定处,聚散不定者,为瘕聚,病属气分。肿块大者为病深;形状不规则,表面不光滑者为病重;坚硬如石者为恶候。若腹中结块,按之起伏聚散,往来不定,或按之形如条索状,久按转移不定,或按之手下如蚯蚓蠕动者,多为虫积。小腹部触及肿物,若触之有弹性,不能被推移,呈横置的椭圆或球形,按压时有压痛,有尿意,排空尿后肿物消失者,多系因积尿所致而胀大的膀胱;排空尿后小腹肿物不消,若系妇女停经后,多为怀孕而胀大的胞宫;否则可能是石瘕等胞宫或膀胱的肿瘤。

15. 按肌肤的寒热辨别人体阴阳盛衰、病邪性质

一般肌肤寒冷、体温偏低者,为阳气衰少;若肌肤冷而大汗淋漓、脉微欲绝者,为亡阳之征。

肌肤灼热,体温升高者,多为实热证;若汗出如油,四肢肌肤尚温而脉躁疾无力者,为亡阴之征。

身灼热而肢厥,为阳热内闭,不得外达,属真热假寒证。

外感病汗出热退身凉,为表邪已解;皮肤无汗而灼热者,为热甚。

身热初按热甚,久按热反转轻者,为热在表;久按其热反甚者,为热在里。

肌肤初扪之不觉很热,但扪之稍久即感灼手者,称身热不扬。常兼头身困重、脘痞、苔腻等症。主湿热蕴结证。由于湿性黏滞,湿邪遏制,阳热内伏而难以透达于外,湿郁热蒸,故身热而不扬。

局部病变通过按肌肤之寒热可辨证之阴阳。皮肤不热,红肿不明显者,多为阴证;皮肤灼热而红肿疼痛者,多为阳证。

16. 名词解释

(1)闰以太息:闰,多余之意,犹如闰月。太息,深呼吸。正常人一息脉 4 次,若间有太息,则可 5 次。

(2)肾间动气:见于《难经·八难》。指两肾间所藏之真气,是命门之火的体现。人体脏腑经脉之气及三焦气化,均赖肾间动气的作用。

(3)四季平脉:又称四时平脉,指脉象随着四时气候而相应变化的生理现象。人体在春温、夏热、秋凉、冬寒的四时气候变化影响下，寸口脉出现"春胃稍弦""夏胃稍洪""秋胃稍浮"和"冬胃稍沉"的变化。这一变化是"天人相应"的体现，切脉时应当考虑这一因素。

（4）六阴脉：凡人体常见六脉沉细同等，而无病象的正常脉象。

（5）六阳脉：凡人体常见六脉洪大同等，而无病象的正常脉象。

（6）脉弱以滑，是有胃气：语出《素问·玉机真脏论》。弱，指脉象柔和；滑，指脉来流畅。脉来柔和，应指流畅的脉象是有胃气的脉象。

（7）血流薄疾：薄，同迫；疾，快意。指因感热，邪热内迫致使血流加速。

（8）厥病：病类名。出自《素问·厥论》等篇。泛指突然昏倒，不省人事，但大多能逐渐苏醒的一类疾病。历代文献因病因病机不同，又有尸厥、薄厥、煎厥、痰厥、食厥、气厥、血厥等名称。

（9）阳亢无制，真阴垂绝：指阳热亢盛毫无制约，真阴耗竭不能制约阳热的病机，多见于疾脉。

（10）气郁：为郁病的一种，见于《丹溪心法·六郁》。由于情志郁结，肝气不疏所致。症见胸满胁痛，脉象弦涩。

（11）气损：即元气耗损，又称"气少"。由脏腑虚损，重病久病耗损元气所致。症见面色淡白，头眩耳鸣，心悸短气，动则汗出，语声低微，倦怠乏力等。

（12）荣卫充实：荣，古通营，即营气。《素问·痹论》曰："荣者，水谷之精也。"指荣气、卫气充盈，脉来平滑之象。

（13）半产：即小产。

（14）阴搏阳别，谓之有子：阴搏，指尺部脉搏触及弹指；阳别，指寸口部脉与尺脉有别。因阳气挺然于指下，故为怀孕的征兆。

（15）劳瘵：病名，见于《三因极一病证方论·劳瘵叙论》。本病病程缓慢而相互传染。由于劳伤正气，正不胜邪，而感痨虫所致。症见潮热，咳嗽，咯血，食少，消瘦，疲乏，盗汗，舌红，脉细数。

（16）疟母：指疟疾日久不愈，顽痰夹瘀，结于胁下，形成痞块。《金匮要略》说："此结为癥瘕，名曰疟母。"相当于久疟形成的脾脏肿大。

（17）癥瘕：指触及腹腔内有形可征的包块，以往又称为积聚。一般包块固定不移者，为癥[积]，游走可散者，为瘕[聚]。癥瘕多为邪气（如血瘀、气滞、虫积、食积、燥屎、痰饮）等搏结于腹内而成。其常见疾病有腹内癥瘤、石瘕、肠覃、肝积、肥气、肠结、肠痈、食瘕、伏梁、蛔虫病等。

（18）肺胀：常继发于肺咳、哮病等之后，因肺气长期壅滞，肺叶恒久膨胀、不能敛降，而胀廓充胸。以胸中胀闷，咳嗽咯痰，气短而喘为主要表现的肺系疾病。

（19）肺痿：因咳喘日久不愈，肺气受损，津液耗伤，致肺叶枯萎不荣或痿弱不用。以气短，咳吐浊唾涎沫为主要表现的内脏痿病类疾病。

（20）肺痨：因正气不足，痨虫侵袭肺叶所致。以咳嗽，咳血，潮热，盗汗及逐渐消瘦为主要表现的痨病类疾病。

（21）乳癖：因情志内伤，冲任失调，痰瘀凝结所致。以乳房有形状大小不一的肿块，疼痛，与月经周期相关为主要表现的乳房病类疾病。

（22）乳核：因情志所伤，冲任失调，瘀痰互结于乳房所致。以乳房部出现状如鸡卵的硬结肿块（多为单发），表面光滑，边界清楚，推之能移，不痛，与月经周期无关为主要表现的瘤病类疾病。

（23）尺肤：人体前臂掌后横纹至肘部内侧间肌肤。根据尺肤缓急、滑涩、寒热等情况，可以判断疾病的性质。

第五章 ○ 八纲辨证

【重点直达】

表里——辨别病变部位外内浅深。

寒热——辨别病情性质。

虚实——辨别邪正斗争的盛衰。

阴阳——归类病证类别。

第一节　八纲基本证

一、表里辨证

表 5-1　表里辨证

证名	病 因 病 机	主 要 症 状
表证	六淫、疫疠等邪气,经皮毛、口鼻侵入机体,正邪相争于肤表	新起恶风寒,或恶寒发热,头身疼痛,喷嚏,鼻塞,流涕,咽喉痒痛,微有咳嗽、气喘,舌淡红,苔薄,脉浮

证名	病因病机	主要症状
里证	外邪袭表,表证不解,病邪传里;外邪直接入里,侵犯脏腑等部位,"直中"为病;情志内伤、饮食、劳倦等因素直接损伤脏腑气血,或脏腑气血功能紊乱	凡非表证(及半表半里证)的特定证候,一般都属里证的范畴,因此其表现多种多样
半表半里证	外感病邪由表入里的过程中,邪正分争,少阳枢机不利	寒热往来,胸胁苦满,心烦喜呕,默默不欲饮食,口苦、咽干、目眩,脉弦

附:表里证辨证要点——寒热症状(有无新起恶寒发热并见);脏腑症状(是否明显);舌象;脉象。

二、寒热辨证

表5-2 寒热辨证

证名	病因病机	主要症状
寒证	感受寒邪(阴盛)—实寒 阳气虚弱(阳虚)—虚寒 机体功能活动低下	恶寒(或畏寒)喜暖,肢冷踡卧,冷痛喜温,口淡不渴,痰、涕、涎液清稀,小便清长,大便溏薄,面色苍白,舌质浅淡,苔白而润,脉紧或迟等
热证	感受热邪(阳盛)—实热 阴液不足(阳亢)—虚热 机体功能活动亢进	发热,恶热喜冷,口渴欲饮,面赤,烦躁不宁,痰、涕黄稠,小便短黄,大便干结,舌红少津,苔黄燥,脉数等

附:寒热证辨证要点——恶寒发热,对寒热的喜恶,口渴与否,面色赤白,四肢温凉,二便,舌象,脉象。

表 5-3　寒热证的真假

证名	病因病机	主　要　症　状
真热假寒	邪热内盛，阳气郁闭于内而不能布达于外 邪热越盛，厥冷症状越重	里热炽盛之人，除出现胸腹灼热、神昏谵语、口臭息粗、渴喜冷饮、小便短黄、舌红苔黄而干、脉有力等里热证的典型表现外，有时会伴随出现四肢厥冷、脉迟等"寒象"症状
真寒假热	阳气虚衰，阴寒内盛，逼迫虚阳浮游于上、格越于外	阳气虚衰，阴寒内盛之人，除出现四肢厥冷、小便色清、便质不燥，甚至下利清谷、舌淡苔白、脉来无力等里虚寒证的典型表现外，尚可出现自觉发热、面红、神志躁扰不宁、口渴、咽痛、脉浮大或数等"热象"症状

三、虚实辨证

表 5-4　虚　实　辨　证

证名	病　因　病　机	主　要　症　状
虚证	先天禀赋不足，后天失调或疾病耗损	由于损伤正气的不同及影响脏腑器官的差异，虚证的表现也各不相同 具有"不足、松弛、衰退"的特征
实证	风寒暑湿燥火、疫疠以及虫毒等邪气侵犯人体，正气奋起抗邪；内脏功能失调，气化失职，气机阻滞，形成痰、饮、水、湿、脓、瘀血、宿食等有形病理物质，壅聚停积于体内	由于感邪性质与病理产物的不同，以及病邪侵袭、停积部位的差别，实证的表现也各不相同 具有"有余、亢盛、停聚"的特征

附：虚实证辨证要点——病程、体质及精神、声息、疼痛、胸腹胀满、发热、恶寒、舌象、脉象等。

表 5-5　虚实证的真假

证名	病因病机	主　要　症　状
真实假虚	火热、痰食、湿热、瘀血等邪气或病理产物大积大聚,以致经脉阻滞,气血不能畅达	实邪内盛之人,出现神情默默、身体倦怠、不愿多言、脉象沉细等貌似"虚羸"的表现
真虚假实	脏腑虚衰,气血不足,运化无力,气机不畅	正气内虚较为严重之人,出现腹胀腹痛、二便闭涩、脉弦等貌似"盛实"的表现

四、阴阳辨证

表 5-6　阴阳辨证

证　名		主　要　症　状
阴证	里证,寒证,虚证	具有抑制、沉静、衰退、晦暗、偏于身体的内部与下部等特征的临床表现,病邪性质为阴邪,病情变化较慢的里证、寒证、虚证
阳证	表证,热证,实证	具有兴奋、躁动、亢进、明亮、偏于身体的外部与上部等特征的临床表现,病邪性质为阳邪,病情变化较快的表证、热证、实证

第二节　八纲证之间的关系

一、证的相兼

可形成表实寒证、表实热证、里实寒证、里实热证、里虚寒证、里虚热证六类证候。

"表虚证"——外感风邪所致有汗出的表证（相对外感风寒所致无汗出的"表实证"而言），并非真正的虚证；肺脾气虚所致卫表不固证（偏于虚寒），实属阳气虚弱所致的里虚寒证。

二、证的错杂

（一）表里同病

表里同病可分为表里俱寒、表里俱热、表里俱实、表热里寒、表寒里热与表实里虚 6 种情况。

（二）寒热错杂

寒热错杂包括表寒里热与表热里寒、上热下寒及上寒下热等。

（三）虚实夹杂

虚实夹杂可概括为虚证夹实、实证夹虚及虚实并重 3 种类型。

三、证的转化

表5-7 证 的 转 化

证名	病 因 病 机	主 要 症 状
表邪入里	先出现表证，因表邪不解，内传入里，致使表证消失而出现里证	如表实寒证转化为里实热证

证名	病因病机	主要症状
里邪出表	某些里证因治疗及时、护理得当，机体抵抗力增强，驱邪外出，表现出病邪向外透达的症状或体征	如麻疹患儿麻毒外透，疹子发出而烦热、喘咳等减轻、消退
寒证化热	外感寒邪未及时发散，或寒湿之邪郁遏，或使用温燥之品太过，机体阳气偏盛，阳热内郁，则寒邪化热	如寒湿痹病，初为关节冷痛、重着、麻木，病程日久，或过服温燥药物，而变成患处红肿灼痛
热证转寒	邪热毒气严重，或因失治、误治，以邪气过盛，耗伤正气，阳气耗散，从而转为虚寒证，甚至亡阳	如疫毒病初期，表现高热烦渴、舌红脉数、泻利不止等，由于治疗不及时，骤然出现冷汗淋漓、四肢厥冷、面色苍白、脉微欲绝等症
实证转虚	病情日久，或失治误治，正气耗伤，不足以御邪，实证转化为虚证	如外感热病始见高热、口渴、汗多、烦躁、脉洪数等实热证表现，因治疗不当，日久不愈，导致津气耗伤，而出现形体消瘦、神疲嗜睡、食少、咽干、舌嫩红无苔、脉细无力等虚象
虚证转实	正气不足，脏腑功能衰退，组织失却濡润充养，或气机运化迟钝，以致气血阻滞，病理产物蓄积，邪实上升为矛盾的主要方面，而表现以实为主的证候，实为因虚致实的本虚标实证	如心阳气虚日久，温煦无能，推运无力，则可使血行迟缓而成瘀，在原有心悸、气短、脉弱等心气虚证的基础上，而后出现心胸绞痛、唇舌紫暗、脉涩等症，则是心血瘀阻证

【释难解疑】

1. 对表证病位的理解

辨表里本意指判断疾病的病位是在表或在里，"表证"是八纲中外延最清楚的概念，而里证的概念则外延很广。

以往有称："狭义的表里，是指身体的皮毛、肌腠、经络为外；脏腑骨髓为内。外有病属表，内有病属里。"这主要是从解剖部位来区分表里，并不是言真正的表证、里证。

从解剖上说，"表"一般是指皮毛、肌腠等组织结构。因而对于表证的病位，也常认为是浅在皮毛、肌腠。但我们绝不能将解剖上的体表与辨证的表证等同起来。否则就会把一切皮肤上的疮疖、瘙痒、皮下水肿、斑疹、肌肤甲错、皮肤发黄等，通通都认为是表证，而把一切皮肤肌腠等处未发现明显病理改变的病变，都会当成是里证。这样，表证、里证就不必医生根据病情去"辨"，只要进行解剖观察就行了。其实，中医学所指的病位，基本上是一种理论上的抽象，不能机械地理解。如脾气下陷不等于脾脏下陷，肝气郁结不等于肝脏实质有病。

因此，对于表证的概念，教材认为是"指外感疾病的初期阶段，正（卫）气抗邪于肤表浅层，以新起恶寒发热为主要表现的轻浅证。"这样便对表证的邪正关系、病程、病位、证候等作了较为全面的概括。中医辨证要通过症状来确定内涵。就是说是否为表证，一定要以临床表现为依据，即应有新起恶寒发热、头身疼痛、脉浮等组合成的表证特征性证候。皮肤肌腠等部位的病变，若无表证的特征性表现，仍不得称为表证；内脏的某些病变，若有表证的特征性证候时，仍当诊断为表证。

有表证的特征性证候，再加上有感受外邪等起因，一般便可做出表证的诊断，所以表证是一个概念很清楚的证。

对于表证的辨证，一般认为新起恶寒发热并见是辨别表证的主要依据，并且有"有一分恶寒，便有一分表证"之说。但临床也有恶寒发热并见不属表证者，当引起注意。如瘟疫邪气已入气分，在出现高热的同时，往往伴有恶寒，甚至寒战。然此种发热恶寒，是里热炽盛，气机郁闭，阳气不得宣达所致。

2. 对半表半里证的理解

许多书上提到，半表半里证是"病变既不在表，也不在里，而是处于表里之间"，或者说是"病邪已离太阳之表，尚未进入阳明之里"的阶段。若从字面上理解，这实际上成了"不表不里"、"非表非里"或"无表无里"证，因此，这种说法是欠妥当的。

所谓"半表半里证"，是对病邪既未完全脱离表，又未完全深入里,邪正相持、徘徊出入于表里之间所现证候的概括,故主要表现是寒热往来,胸胁苦满,默默不欲饮食,心烦喜呕,口苦咽干,目眩,脉弦等。正由于其病变既有在表的成分,而又不是单纯、典型的表证,既有在里的成分,而又不是单纯、典型的里证,故曰"半表半里",或曰"表里之间"。

表里同病则是既有恶寒发热、脉浮身痛等表证的特定证候,又有内脏病变的主要症状,这便是其与半表半里证相区别之处。半表半里证是邪虽不盛,正亦不强,既有寒象,又有热候,既不完全在表,又未完全入里,所以其治疗是采用和里以解表的所谓"和解"法。

3. 邪气出入与证转化的关系

邪气出入,实际指表邪入里和里邪出表两种情况。邪气的出入进退,对疾病的轻重转归有着必然的影响,与证的转化也有密切关系。

表邪入里,是指先出现表证,随着邪气的深入,而后出现里证,里证出现、表证消失,也即表证转化为里证。常见于外感病的发展过程中,是疾病向纵深发展的反映。表邪入里与证的转化,是因果相连,同步进行,密不可分的。证的转化,是病邪由表入里的具体反映,也是表邪入里的必然结果,故"表邪入里"亦称"表证入里"。这与认识上对表里及表证、里证的概念的理解有关。

里邪能否出表？里证能否转变为表证？里邪出表是客观存在的，如里邪达表，邪从外解，病情减轻，疾病向愈。里邪出表虽然也决定着病情的轻重转归，但并不伴随证的转化，即并非里证转化成表证。就是说里邪达表并不意味着先患里证，随着邪气外达，表证出现而里证消失。如原为里证内热烦躁、咳逆胸闷，继而汗出、热解、喘平，或见麻疹外透。然而，汗出、麻疹外透等表现，仅仅反映病邪外透，由里达表，邪有出路，病情随之减轻，并没有变成恶寒发热、头身疼痛、脉浮苔薄等表证的特征性证候，没有形成证的转化。因而不能将"里邪达表"称为"里证出表"。对此张景岳强调说"……自表而入者，方得谓之表证，若由内以及外，便非表证矣。"

临床上有本为里证，然后又出现了表证，甚至表证比里证的证候更为明显，这属于旧病合并新感，或者是表里同病，也并不是里证转变成了表证。

4. 对"至虚有盛候，大实有羸状"的辨析

宋·苏轼《求医诊脉说》云："至虚有盛候，大实有羸状，差之毫厘，疑似之间，便有死生祸福之异。"

"大实有羸状"，即指真实假虚之证。大实，指邪气盛实的内在本质；羸状，指正气不足的外在表现。疾病本质是邪气盛实，当邪气盛实发展到一定程度，由于病理变化的复杂，而往往出现一些虚弱的"羸状"。而这些

虚羸症状的出现,并不是由正气不足的内在因素所致,正因为其与病本表现不一,不能直接反映病本,所以称其为"假象"。如《伤寒论》阳明腑实证,有形邪热阻滞于内,故临床表现为潮热、谵语、腹胀满痛、大便秘结甚至大便不通,舌红苔黄燥等盛实之象,但因热结于内,腑气不通,经气不利,气血周流不畅,阳气不得通达,所以还可见神情默默,肢厥,脉象沉迟等似正气不足之虚羸症状。

"至虚有盛候",是指真虚假实之证。至虚,是正气虚甚的内在本质;盛候,是邪气有余的外在表现。疾病本质是正气不足,当正气虚至一定程度,由于病理变化的复杂,可能产生某些"盛实"的表现。而这些盛实的表现,并没有邪气内盛的内在基础,所以盛实表现是假象。如脾胃气虚,脾不健运,水谷不化,气血生化无源,主要表现食少,大便溏薄,少气懒言,四肢倦怠,舌淡,面色萎黄等,但由于脾胃运化无力,中焦转输不利,而出现脘腹胀满作痛,或脉弦等似邪气有余之盛候。

5. 重阴必阳、重阳必阴与阴盛格阳、阳盛格阴不同

重阴必阳、重阳必阴与阴盛格阳、阳盛格阴,在概念与具体证候上都有根本的区别。

重阴必阳、重阳必阴中的"重",为重叠,亦作极。指阴气或阳气过盛呈重叠状态,必然向其对立的阳气或

阴气方面转化,即寒证化热、热证转寒。故重阴必阳、重阳必阴是指寒热、阴阳证候的转化。此阴阳、寒热转化,无论是转化前或转化后,其所表现的证候都属疾病的真象,所谓"重"是阴阳寒热转化的条件。

阴盛格阳、阳盛格阴中的"格",为阻格不通、格拒。如《灵枢·脉度》说:"阳气太盛,则阴气弗能荣也,故曰格。"所以,阴盛格阳、阳盛格阴,是指阴阳寒热的相互格拒,为真寒假热证、真热假寒证的病机。阳盛格阴指阳热亢盛于内,阻滞壅塞,拒阴于外,阳不外达,故身壮热、口渴、舌红苔黄而外可现四肢厥冷;阴盛格阳指阴寒极盛,阳无所附而被格拒于外、浮越于上,故脘腹冷痛或下肢逆冷、小便清长而可见面红如妆、烦热脉浮数等症。可见阴盛或阳盛为真寒或真热之疾病本质所在,格阳、格阴所表现出来的"热"症、"寒"症则为与疾病本质不符的假象。

6. 正确理解八纲中的辩证法思想

八纲不只是简单的表、里、寒、热、虚、实、阴、阳八个字,我们不能把八纲辨证仅仅理解为只是几类较为笼统的证的简单归纳,而应认识到八纲的概念通过其相互间的关系,较为突出地反映了辩证法的思想。

中医学的许多辩证观点,都是通过八纲的关系而体现出来的。理解了八纲之间的辩证关系,就可以认识到疾病中的各种状态是处在相互联系的矛盾之中、变动之中，矛盾着的事物不仅有对立面的存在，并且是与对立面相对比而确定的。八纲中的表与里、寒与热、虚与实、阴与阳，虽然是对立的两极，但彼此间有中间、过渡阶段，如半表半里、虚实夹杂、寒热错杂等，这实际上又是多极的。八纲中的四对矛盾，有时并不只是对立的关系，而是可以同时处于一个矛盾体中，如表里同病、寒热同存、阴阳两虚等。尤其是八纲中对立的双方，在一定条件下，可以相互转化，如热极转寒、表寒证化热入里等。

7. 名词解释

(1) 二纲六变：指《景岳全书·传忠录》中所设的"阴阳篇""六变辨"。张景岳曰："阴阳既明，则表与里对，虚与实对，寒与热对，明此六变，明此阴阳，则天下之病，固不能出此八者。"将二纲统六变，作为辨证的纲领。

(2) 非表即里：指凡不是表证(及半表半里证)的特定证候，一般都属里证的范畴。由于用八纲中的表里分病位，只有表证、里证之分，表证的概念、外延、证候表现均很清楚，而里证的范围则极为广泛，其表现多种多样，所以排除了新起恶寒发热、脉浮等表证的特征性证候之后，剩下的都是里证，故曰"非表即里"。

(3) 直中：外邪不通过肤表等侵入人体，未表现出表证的证候，而直接进入脏腑等内部，表现出里证的证候。

（4）戴阳：出自《伤寒论·辨厥阴病脉证并治》。指下真寒而上假热的证候。因阳气虚衰，阴寒内盛，逼真阳浮越于上，表现为下利清谷、下肢逆冷，而面红如妆、游移不定。阳浮于上如同戴红色的帽子一样，故称戴阳。

第六章 ○ 病性辨证

【重点直达】

第一节　六淫辨证

表 6-1　六　淫　辨　证

证名	病因病机及特点	主　要　症　状
风淫证	外感风邪 发病急,变化快, 游走不定	恶风,微发热,汗出,头痛,鼻塞流清涕,喷嚏、咽喉痒痛,干咳,舌苔薄白,脉浮缓;或突发皮肤瘙痒、隐疹;或突发颜面麻木不仁,口眼歪斜;或肌肉强直、痉挛,抽搐,角弓反张;或肢体关节游走性疼痛;或新起颜面、眼睑、肢体浮肿等
寒淫证	外感寒邪 新病突起,病势较剧,并常有感受寒邪的原因可查	恶寒重,或发热,无汗,头身疼痛,鼻塞流清涕,脉浮紧。或痰鸣喘嗽,或腹痛肠鸣,腹泻,或局部冷痛拘急,或四肢厥冷,面色苍白,口淡不渴,或渴喜热饮,小便清长,舌苔白润,脉紧或沉迟有力

证名	病因病机及特点	主　要　症　状
暑淫证	夏月炎暑之季外感暑邪 严格的季节性	发热恶热,汗出,口渴喜饮,心烦,气短神疲,肢体困倦,小便短黄,舌红,苔白或黄,脉虚数。或发热,卒然昏到,汗出不止,口渴,气急,甚或昏迷惊厥,舌绛干燥,脉细数
湿淫证	外感湿邪 病势缠绵,病程迁延而难愈	微恶寒发热,头重而痛,身体困重,肢体倦怠,关节酸痛重着,屈伸不利,胸闷,脘痞不舒,口腻不渴,纳呆,恶心欲呕,困倦嗜睡,大便稀溏,小便混浊,妇女带下量多质稠,面色晦垢,舌苔白厚腻,脉濡缓或细
燥淫证	外感燥邪 见于秋季 有温燥和凉燥之分	口燥咽干唇裂,鼻燥少涕,干咳少痰,痰黏难咯,口渴欲饮,皮肤干燥,大便干结,小便短黄,舌苔干燥,脉浮
火淫证	外感温热火邪	发热,微恶寒,头痛,咽喉疼痛,鼻塞流浊涕,舌边尖红,苔薄黄,脉浮数。壮热喜冷,面红目赤,渴喜冷饮,汗多,烦躁或神昏谵语,吐血,衄血,痈肿疮疡,小便短赤,大便秘结,舌质红或绛,苔黄而干或灰黑干燥,脉洪滑数

第二节　阴阳虚损辨证

表6-2　阴阳虚损辨证

证名	病因病机	主要症状
阳虚证	气虚进一步发展，或久病损伤阳气；久居寒凉之处，或过服寒凉清苦之品；年高而命门火衰等原因导致阳气亏虚，温煦、推动、气化等作用减弱	畏寒肢冷，口淡不渴，或渴喜热饮，自汗，小便清长，或尿少浮肿，大便稀溏，面色㿠白，舌淡胖嫩，苔白滑，脉沉迟无力。可兼有神疲，乏力，气短等表现
阴虚证	久病、热病后期，情志过极，房事不节，过服温燥之品等导致阴虚内热	形体消瘦，口咽干燥，两颧潮红，五心烦热，潮热盗汗，小便短少，大便干结，舌红少津或少苔，脉细数
亡阳证	阳虚发展为阳衰，或寒邪暴伤阳气；或大汗、大吐、大泻、大出血等阴血消亡而阳随阴脱；或剧毒刺激、严重外伤、瘀痰阻塞心窍，阳气暴亡	冷汗淋漓、汗质稀淡，神情淡漠，肌肤不温，手足厥冷，呼吸气弱，面色苍白，舌淡而润，脉微欲绝
亡阴证	阴虚发展为阴竭；或壮热不退、大吐、大泻、大汗、大出血、严重烧伤等导致阴液暴失而外亡	汗热、味咸而黏、如珠如油，身温恶热，虚烦躁扰，口渴饮冷，目眶凹陷，皮肤皱瘪，小便极少，面赤唇焦，呼吸急促，唇舌干燥，脉细数疾

第三节 气血辨证

一、气虚类证

表6-3 气虚类证

证名	病因病机	主要症状
气虚证	先天不足,或后天失养,久病、重病、劳累过度、年老等原因,导致元气不足,推动、固摄、防御、气化不力	气短懒言,神疲乏力,或头晕目眩,自汗,舌质淡嫩,脉虚。动则诸症加重
气陷证	为气虚的特殊表现形式,因气虚无力升举而下陷	头晕眼花,耳鸣,神疲气短,气坠或内脏下垂,或脱肛、阴挺等,舌质淡嫩,脉弱
气不固证	为气虚的特殊表现形式,因气虚而不能固摄	有气虚证的证候表现,并有自汗,易感外邪;或各种出血;或二便失禁,遗精、滑胎
气脱证	多由气虚进一步发展,元气亏极而外脱	呼吸微弱而不规则,昏迷或昏仆,汗出不止,肢厥身凉,面色苍白,口开目合,手撒身软,二便失禁,脉微欲绝,舌质淡白,苔白润

附:气虚导致的病理变化:生化不足——血虚、阳虚;气化减退——痰湿、水停;推动无力——气滞、血瘀;防御减弱——易感外邪。

二、气滞类证

表6-4 气滞类证

证名	病 因 病 机	主 要 症 状
气滞证	忧郁悲伤,思虑过度,而致情志不舒,气机郁滞;或痰饮、瘀血、食积、虫积、砂石等邪气阻塞;或阴寒凝滞、湿邪阻碍等导致气机郁滞;或因脏气虚弱,运行乏力而气机阻滞	胀闷,疼痛,脉弦 疼痛多见胀痛、窜痛、攻痛,部位不定,按之无形,时轻时重;胀痛常在嗳气、肠鸣、矢气、叹息后减轻,或随情绪的忧思恼怒与喜悦而加重或减轻
气逆证	多因气滞不顺而肺气、胃气、肝气上逆	咳嗽,喘息—肺;呃逆,嗳气,恶心,呕吐—胃;头痛,眩晕,昏厥,气从少腹上冲胸咽—肝
气闭证	大怒、暴惊、忧思过极,或因瘀血、砂石、蛔虫、痰浊等邪气闭阻气机	神昏、晕厥;或脏器绞痛,二便闭塞,呼吸气粗、声高、脉沉实有力

三、血虚类证

表6-5 血虚类证

证名	病 因 病 机	主 要 症 状
血虚证	先天不足,或后天失养,脾胃虚弱,生化乏源;或各种急慢性出血;或思虑过度,暗耗阴血;或瘀血阻络,新血不生	面色淡白或萎黄,口唇、眼睑、爪甲色淡,头晕多梦,手足发麻,头晕眼花,妇女经血量少色淡、愆期甚或闭经,舌淡脉细

证名	病因病机	主要症状
血脱证	大量失血以致血液突然耗失，或血虚进一步发展，以致血液亡脱，血脉空虚	面色苍白，眩晕，心悸，舌淡，脉微欲绝或芤

四、血瘀证

表6-6　血瘀证

病因病机		主要症状
外伤、跌仆、离经之血未及时排出或消散；或气滞血行不畅，或因寒而血脉凝滞，或因热而血液浓缩壅聚，或气虚推动无力，血行缓慢等，导致瘀血内阻	疼痛	疼痛如针刺、固定、拒按、夜间加重
	肿块	体表肿块青紫，腹内肿块坚硬而推之不移
	出血	出血紫暗或夹有血块，大便色黑如柏油状
	舌紫、脉涩	舌质紫暗、紫斑、紫点，舌下脉络曲张，或舌边有青紫色条状线。脉涩，或结代，或无脉
	其他	面色黧黑，唇甲青紫，眼下紫斑，肌肤甲错，腹部青筋显露，皮肤出现丝状红缕。妇女经闭，或为崩漏

五、血热证

表6-7　血热证

病因病机	主要症状
外感温热之邪；或其他邪气化热；或情志过极，气郁化火；或过食辛辣燥热之品等致火热内炽，迫及血分	咳血、吐血、衄血、尿血、便血，血色鲜红质地黏稠，女子月经先期量多，或局部疮疖红肿热痛，心烦口渴，身热，舌红绛，脉滑数

六、血寒证

表6-8 血寒证

病因病机	主要症状
寒邪侵犯血脉,或阴寒内盛,凝滞脉络,血行不畅	手足冷痛、肤色紫暗发凉;或少腹拘急冷痛;或月经愆期、经色紫暗、夹有血块;舌淡紫、苔白,脉沉迟弦涩

七、气血同病类证

临床常见有气滞血瘀证、气虚血瘀证、气血两虚证、气不摄血证和气随血脱证。各证的临床表现,一般是两个基本证候的相合存在。

第四节 津液辨证

一、津液亏虚证

表6-9 津液亏虚证

病因病机	主要症状
脾胃虚弱,运化无权;或长期进食减少,津液化生匮乏;或高热、汗吐泻太过,或燥热伤津	口咽干燥,唇焦而裂、鼻干、眼窝深陷,皮肤干燥,甚或枯瘪,渴欲饮水,小便短少而黄,大便干结,舌红少津,脉细而数

二、痰证

表6-10 痰 证

病 因 病 机	主 要 症 状
外感六淫、饮食不当、情志刺激、过逸少动等原因，导致肺、脾、肾功能失常，水液不能正常输布而凝结成痰，停聚于局部或全身	咳嗽咯痰，痰质黏稠，胸闷—肺；脘痞纳呆，泛恶呕吐痰涎—胃；头重眩晕，神昏而喉中痰鸣—清窍；局部有圆滑柔韧的包块，如瘰疬、瘿瘤、乳癖、痰核等—皮下、肌肉、咽喉；癫、狂、痫—神志。形体肥胖，舌苔腻，脉滑

附：痰浊为病，颇为广泛，见症多端，因而有"百病多因痰作祟""怪病多痰"之说。

三、饮证

表6-11 饮 证

部 位	病因病机	主 要 症 状
狭义痰饮—胃肠	外邪侵袭，或中阳素虚，水液输布障碍，停聚于局部	脘腹痞胀，水声漉漉，泛吐稀涎或清水
支饮—心肺		咳嗽气喘，咯痰清稀色白，胸闷心悸，甚或喉间哮鸣有声
悬饮—胸胁		胸胁饱满，支撑胀痛，随呼吸、咳嗽、转侧而痛增
上犯，内停		眩晕，舌淡胖，苔白滑，脉弦

四、水停证

表 6-12　水 停 证

病 因 病 机	主 要 症 状
风邪外袭,或湿邪内阻,或久病肾虚,使肺、脾、肾的功能失常而水液停聚;或因瘀血内阻,经脉不利,水液内停	水肿尿少,或腹满如鼓,叩之声浊,舌淡胖,苔滑,脉沉弦

【释难解疑】

1. "湿证"与"燥证"的寒热病性区分

湿证与燥证是一对相互对立的证。《易经·乾》称"水流湿,火就燥",因而一般认为湿性属阴寒,燥性属阳热。即湿从水,水与火相对属阴属寒,故湿的本质为阴;燥从火,火热甚则干,燥亦干,故燥的本质属阳。

但是实际上湿有寒湿、湿热之分,燥有凉燥、温燥之别。因此在辨证时不能认为湿就是寒证,燥就是热证,而应当以临床证候作为辨证的依据。

2. 阳虚症状具有两重性

阳虚是指机体的热能阳气亏少,乃至脏腑机能减退,从而表现为一派虚寒的证候。

阳虚的表现,主要有畏寒,肢凉,自汗,不渴,大便溏泄,小便清长,舌淡胖,面色白,脉沉迟无力等等。然而,这只是阳虚证候的一个方面,或者说只是阳虚的"一般"

证候。其实,阳虚还可反映为另一方面的"特殊"证候。如少汗或无汗,渴不欲饮或渴欲饮热,大便秘而不通,尿少不利,面色泛红如妆,唇舌紫暗,脉弱而数等。

阳虚的症状具有两重性,这是因为人体的阳气,一方面能起温煦推动作用,关系于气化,另方面又有司开合的功能,涉及汗、尿的收摄与排泄等之故。

阳虚之证,或见便秘,尿少,口渴,脉数等,不能认为是阳虚的假象,而仍然是阳虚本质的反映。如阳虚生寒,阴寒凝结,肠道失却温煦而活动迟缓不运,故可导致腹部冷痛而大便秘结;命门火衰,气化无权,不能蒸腾津液,泌别尿浊,故可见尿少而浮肿;阳虚卫表不固可致自汗,但阳虚蒸化无力则常致无汗或少汗;阳虚气血不荣,多见面色淡白,而阳虚血行瘀滞,则色见紫暗;心阳不振,鼓动乏力,虚阳浮动,则常见脉数而无力;面色泛红如妆则是阴盛于下,虚阳浮越于上的表现。

3. 阴虚火旺与戴阳、格阳

中医学认为命门为元气之根,真火之宅,命门之火是推动人体脏腑各种功能的原动力。因此治法中所谓"引火归原"的"原"应是指命门。命门之火要以阴精为物质基础,受真阴真水的制约。阴阳相系,水火相济,相辅相成。这种"阴阳""水火"的平衡关系一旦被破坏,便会产生病变。然而由于阴阳平衡失调的病理变化,可有阴虚阳盛,或阳虚阴盛等情况,故对引火归原之"火"可有不同的理解。

一种认为是当真阴亏损,肾阴不足时,命门之火失去阴液的维系,便可浮游于上,燔灼脏腑,表现出虚火上炎的证候。这种火是由于阴虚所致,故属虚火,又称龙雷之火。另一种认为,此种离原的无根之火是指命门火衰,阳气无根,而虚火上浮,包括"戴阳""格阳"。即阴寒内盛而将阳气格越于外;阴寒下盛而逼使阳气浮游于上。

这两种所谓离原之火的病理,有本质上的区别。虽然都可以表现为上部、外部的"火热"证候,但其内部、下部的病理大异:前者为阴虚,阴不制阳,阳火亢盛于上,其阳火证候为真象;后者为阳虚,阴盛逼阳,其阳火现象为假。

4. 动血、动风与血热、血寒

"动血"是指吐血、衄血、崩漏、斑疹等一类具有出血特点的症状。"动风"是指抽搐、振颤、眩晕、痒麻等一类具有"风"性动摇特点的症状。动血、动风,均常于证名中出现,如血虚动风证、血热动血证等。其实,动血、动风,只是对症状特征的抽象概括,虽不等于单个症状,但与疼痛、呕吐、发热、咳嗽等并无本质之别,仍只是疾病的现象,须进一步探讨其所导致的病理本质,如阴虚、阳

六、血热、血瘀等。

"血热"与"血寒"是病位与病性相结合的病理概念，即"血"代表了病位是在血分或血液，"寒"或"热"则是病性概念。因而"血热""血寒"与表寒、胃热等概念有类似之处，可于证名中直接使用，如血热伤阴证。

5. 名词解释

（1）标证：标本是相对的概念，也是一种主次关系。标证与本证相对而言，凡新起的、继发的、势急的为标，反映外在现象的为标。

（2）本证：标本是相对的概念，也是一种主次关系。本证与标证相对而言，凡旧有的、原发的、势缓的为本，反映内在本质的为本。

（3）食积证：指食物积滞胃肠所表现的证。以饮食不节，脘腹痞胀疼痛，纳呆厌食，吞酸嗳腐，呕吐酸馊，大便腐臭不爽，舌苔厚腻，脉滑等为主要表现者，其病性常辨属于食积。

（4）虫积证：指寄生虫在体内发育繁殖、积聚，阻滞气机，耗伤营气所表现的证。以腹痛腹胀，贪食易饥、嗜食异物，体瘦乏力，面色萎黄，呕吐蛔虫或大便排虫，粪检虫卵多，巩膜紫斑等为主要表现者，其病性可辨属于虫积。

（5）脓证：指火热毒邪等与气血搏聚，瘀积蒸酿而腐败成脓所表现的证。以疮痈脓肿、破溃流脓，或咳吐脓痰、呕吐脓血、排脓性尿、泻脓血便，舌苔腐腻，脉滑等为主要表现者，其病性可辨属于脓。

(6)瘾癖：又名隐疹、风瘾疹、荨麻疹。因内蕴湿热，复感风寒，郁于皮腠而发；或由于对某些物质过敏所致。以皮肤出现大小不等的风团，小如麻粒，大如豆瓣，甚至成块成片，剧痒，时隐时现为主要表现。

(7)丝状红缕：皮肤上出现多条细小色红的丝状脉络，形如锦缕。多提示血热有瘀。

第七章 ◎ 病位辨证

【重点直达】

第一节　脏腑辨证

一、心与小肠病辨证

表7-1　心血虚证、心阴虚证

证名	病因病机	主要症状	
心血虚证	劳神过度，或失血过多，或久病伤及营血引起；也可因脾失健运或肾精亏损，生化之源不足	心悸，失眠，多梦，脉细	健忘，头晕眼花，面色淡白或萎黄，唇舌色淡，脉无力
心阴虚证	思虑劳神太过，暗耗心阴；或温热火邪，灼伤心阴；或肝肾阴亏，不能上养，累及心阴		心烦，口燥咽干，形体消瘦，或手足心热，潮热盗汗，两颧潮红，舌红少苔乏津；脉数

表7-2 心气虚证、心阳虚证、心阳虚脱证

证名	病因病机		主 要 症 状
心气虚证	素体久虚，或久病失养，或劳倦过度，或先天不足，或年高气衰	心悸怔忡，气短胸闷，神疲乏力，或有自汗	动则诸症加剧，面色淡白，舌淡，脉虚
心阳虚证	常由心气虚进一步发展而来；或由其他脏腑证损伤心阳而成		心胸疼痛，畏寒肢冷，面色㿠白，或面唇青紫，舌质淡胖或紫暗，苔白滑，脉弱或结或代
心阳虚脱证	可由心阳虚证进一步发展形成；亦可由寒邪暴伤心阳，或痰瘀阻塞心脉引起；还可因失血亡津，气无所依，心阳随之外脱而成		在心阳虚的基础上，突然冷汗淋漓，四肢厥冷，面色苍白，呼吸微弱，或心悸，心胸剧痛，神志模糊或昏迷，唇舌青紫，脉微欲绝

表7-3 心脉痹阻证、瘀阻脑络证

证名	病因病机		主 要 症 状
心脉痹阻证	正气先虚，心阳不振，运血无力	瘀阻心脉	心悸怔忡，心胸憋闷疼痛，痛引肩背内臂，时作时止	以刺痛为主，舌质晦暗，有青紫斑点，脉细、涩、结、代
		痰阻心脉		以心胸憋闷为主，体胖痰多，身重困倦，舌苔白腻，脉弦滑或沉涩
		寒凝心脉		以遇寒痛剧为主，得温痛减，畏寒肢冷，舌淡苔白，脉沉迟或沉紧

证名	病 因 病 机		主 要 症 状
	气滞心脉		以胀痛为主,与情志变化有关,喜太息,舌淡红,脉弦
瘀阻脑络证	头部外伤,瘀血停积脑内;或久痛入络,瘀血阻塞脑络		头晕不已,头痛如刺,痛处固定,经久不愈,健忘,失眠,心悸,或头部外伤后昏不知人,面色晦暗,舌质紫暗或有瘀斑、瘀点,脉细涩

表7-4　痰蒙心神证、痰火扰神证

证名	病 因 病 机		主 要 症 状
痰蒙心神证	湿浊酿痰;或情志不遂,气郁生痰;或痰浊内盛,挟肝风内扰,致痰浊蒙蔽心神	神志异常	神情痴呆,意识模糊,甚则昏不知人,或精神抑郁,表情淡漠,喃喃独语,举止失常。或突然昏仆,不省人事,口吐涎沫,喉有痰声,并见面色晦暗,胸闷呕恶,舌苔白腻,脉滑等症
痰火扰神证	精神刺激,思虑动怒,气郁化火,炼液为痰,痰火内盛;或外感温热、湿热之邪,热邪煎熬,灼液为痰,痰火内扰		发热口渴,面红目赤,胸闷气粗,咳吐黄痰,喉间痰鸣,烦躁不宁,失眠多梦,甚或神昏谵语,或狂躁妄动,打人毁物,不避亲疏,胡言乱语,哭笑无常,舌红,苔黄腻,脉滑数

表 7-5　心火亢盛证、小肠实热证

证名	病 因 病 机	主 要 症 状	
心火 亢盛证	情志抑郁化火；或火热之邪内侵；或过食辛辣刺激食物、温补之品，久蕴化火，扰神迫血	心烦口渴，便秘，口舌生疮，溃烂疼痛，小便短赤，灼热涩痛，舌红，苔黄，脉数	失眠，面红。或狂躁谵语，神识不清；或吐血，衄血
小肠 实热证	心经有热，下移小肠；或饮食不节，脾失健运，湿浊化热，下注小肠		或尿血，脐腹胀痛

二、肺与大肠病辨证

表 7-6　肺气虚证、肺阴虚证

证名	病 因 病 机	主 要 症 状
肺气 虚证	久病咳喘，耗伤肺气，或气的化生不足，肺失充养	咳喘无力，少气短息，动则益甚，语声低怯，咳痰清稀，或有自汗、畏风，易于感冒，神疲体倦，面色淡白，舌淡苔白，脉弱
肺阴 虚证	热病后期耗伤肺阴，痨虫蚀肺，或久咳伤肺，肺阴亏虚	干咳无痰，或痰少而黏，不易咯出，或痰中带血，声音嘶哑，口燥咽干，形体消瘦，五心烦热，午后潮热，盗汗，颧红，舌红少津，脉细数

表7-7　风寒犯肺证、风热犯肺证、燥邪犯肺证

证名	病因病机	主要症状	
风寒犯肺证	外感风寒，肺卫失宣	咳嗽咳痰，恶寒发热，鼻塞流涕，苔薄，脉浮	咳痰清稀，恶寒重发热轻，流清涕，喉痒，或见身痛无汗，舌苔白，脉紧
风热犯肺证	外感风热，肺卫失于宣降		痰稠色黄，发热重，恶寒轻，流浊涕，口微渴，或咽喉疼痛，舌尖红，苔黄，脉数
燥邪犯肺证	秋令之季，感受燥邪，耗伤肺津，肺卫失和，或因风温之邪化燥伤津		干咳少痰，或痰黏难咳，甚则胸痛，咯血，痰中带血，口、唇、鼻、咽干燥，或见鼻衄，便干溺少，苔干燥少津，无汗或少汗，脉数或紧

表7-8　肺热炽盛证、痰热壅肺证、寒痰阻肺证

证名	病因病机	主要症状	
肺热炽盛证	外感风热入里，或风寒入里化热，蕴结于肺		咳嗽，气喘，鼻扇气灼，胸痛，咽喉红肿疼痛，发热，口渴，小便短赤，大便秘结，舌红苔黄，脉数
痰热壅肺证	外邪犯肺，郁而化热，热伤肺津，炼液成痰，或素有宿痰，内蕴日久化热，痰与热结，壅阻于肺	咳喘咯痰，胸闷，苔腻，脉滑	痰黄稠而量多，气喘息粗，甚则鼻翼扇动，或咳吐脓血腥臭痰，胸痛，或喉中痰鸣，烦躁不安，发热口渴，大便秘结，小便短赤，舌红苔黄，脉数
寒痰阻肺证	素有痰疾，复感寒邪，内客于肺，或因寒湿外邪侵袭于肺，或因中阳不足，寒从内生，聚湿成痰，上干于肺		痰多，痰质黏稠，或清稀色白，量多，易咳，或见喘哮痰鸣，形寒肢冷，舌质淡，苔白滑，脉濡缓

表 7-9　饮停胸胁证、风水相搏证

证名	病 因 病 机	主 要 症 状
饮停胸胁证	中阳素虚,气不化水,水停为饮,或因外邪侵袭,肺失通调,水液运行输布障碍,停聚为饮,流注胁间	胸胁胀满疼痛,咳唾痛甚,气息短促,或眩晕,身体转侧或呼吸时胸胁部牵引作痛,舌苔白滑,脉沉弦
风水相搏证	外感风邪,肺卫受病,宣降失常,通调失职,以致风遏水阻,风水相搏,泛溢肌肤	眼睑头面先肿,继而遍及全身,小便短少,来势迅猛,皮肤薄而亮,并兼有恶寒,发热,无汗,舌苔薄白,脉象浮紧。或兼见咽喉肿痛,舌红,脉浮数

表 7-10　肠热腑实证、肠燥津亏证、大肠湿热证、
肠虚滑泻证、虫积肠道证

证名	病 因 病 机	主 要 症 状
肠热腑实证	邪热炽盛,汗出过多,或误用发汗,津液外泄,致使肠中干燥,里热更甚,燥屎内结	高热,或日晡潮热,脐腹部硬满疼痛,拒按,大便秘结,或热结旁流,气味恶臭,汗出口渴,甚则神昏谵语,小便短黄,舌质红,苔黄厚而燥,或焦黑起刺,脉沉数有力,或沉实有力
肠燥津亏证	素体阴亏,或年老而阴血不足,或吐泻、久病、温热病后期等耗伤阴液,或因失血、妇女产后出血过多,以致阴血津液亏虚,大肠失于濡润	大便秘结,干燥难下,数日一行,口干,或口臭,伴见头晕,舌红少津,苔黄燥,脉细涩

证名	病 因 病 机	主 要 症 状
大肠湿热证	夏秋之季,感受暑湿热邪,侵犯肠道,或饮食不洁,致使湿热秽浊之邪蕴结肠道	腹痛,暴注下泻,色黄而秽臭,或下痢脓血,里急后重,肛门灼热,小便短黄,身热口渴,舌质红,苔黄腻,脉滑数或濡数
肠虚滑泻证	泻、痢久延不愈	下利无度,或大便失禁,甚则脱肛,腹痛隐隐,喜温喜按,畏寒神疲,舌淡苔白滑,脉弱
虫积肠道证	误食不洁,虫卵随饮食入口,在肠道内繁殖孳生	脐周腹痛时作,或胃中嘈杂,嗜食异物,大便排虫,面黄形瘦,睡中龂齿,或鼻痒,面部出现白色虫斑,白睛见蓝斑,或突发腹痛,按之有条索状,甚至剧痛而汗出肢厥,呕吐蛔虫

三、脾与胃病辨证

表 7-11　脾气虚证、脾虚气陷证、脾阳虚证、脾不统血证

证名	病 因 病 机	主 要 症 状	
脾气虚证	饮食不节、过劳忧思,素体虚弱、年老体衰;或大病初愈、调养失宜,脾主运化功能减退	纳少腹胀,食后尤甚,便溏,舌淡苔白,脉缓弱	肢体困倦,消瘦,或浮肿,面色无华,神疲乏力,少气懒言

（续表）

证名	病因病机	主要症状
脾虚气陷证	久泻久痢,劳累太过;或妇女孕产失养等,使脾气虚甚,清阳下陷	脘腹坠胀,便意频数,久泻不止,肛门重坠,甚则脱肛,妇女子宫下垂,或小便浑浊如米泔,头晕目眩,面色无华,神疲乏力,少气懒言
脾阳虚证	过食生冷,过用苦寒,日久损伤脾阳;或外寒直中,或因肾阳亏虚,不能温煦脾阳,导致脾阳亏虚,虚寒内生,水谷不化	脘腹胀痛,喜温喜按,畏寒怕冷,四肢不温,口淡不渴,完谷不化,肢体浮肿,小便短少,或妇女白带量多质稀,舌胖有齿痕,苔滑,脉沉迟无力
脾不统血证	久病气虚,忧思过劳,损伤脾气,导致统血失常,血溢脉外	各种出血症状,如吐血、便血、尿血、肌衄、鼻衄、齿衄,妇女月经过多,甚则崩漏,神疲乏力,少气懒言脉细

表 7-12　寒湿困脾证、湿热蕴脾证

证名	病因病机	主要症状
寒湿困脾证	外感寒湿,或过食生冷,致寒湿内停,或嗜食甘肥,湿浊内生,外湿内湿,互为因果,导致脾阳困阻,运化失常	脘腹痞闷,口中黏腻,便溏不爽,小便短少,面目肌肤发黄,苔白,脉濡	腹痛,泛恶欲吐,口不渴,头身困重,或肢体浮肿,或黄疸晦暗,舌淡体胖,苔白,脉缓或沉细
湿热蕴脾证	外感湿热之邪,或嗜食肥甘味,饮酒无度,湿热内蕴脾胃		身重,发热,或身热不扬,汗出热不解,或黄疸鲜明,小便黄,舌红苔腻,脉数

表7-13　胃气虚证、胃阳虚证、胃阴虚证

证名	病因病机	主　要　症　状	
胃气虚证	饮食不节,饥饱无常,劳倦过度,或他病失养,损伤胃气	胃脘痞满,胀痛,面色萎黄,神疲乏力,少气懒言,舌淡苔白,脉弱	胃脘隐痛,喜按,食少,嗳气
胃阳虚证	过食生冷,或过用苦寒泻下之品,或胃虚日久,他病失养,损伤胃阳	胃脘冷痛,时发时止,喜温,脘痞,泛吐清水,畏寒肢冷,口淡不渴,舌淡胖,苔白滑,脉沉迟无力	
胃阴虚证	热病后期,或气郁化火,或吐泻太过,或过食辛温,伤津耗液,胃阴受损	胃脘嘈杂,饥不欲食,干呕呃逆,口燥咽干,大便闭结,小便短少,舌红少苔,脉细数	

表7-14　胃热炽盛证、寒滞胃脘证、食滞胃脘证

证名	病因病机	主　要　症　状
胃热炽盛证	过食辛热,或气郁化火,或邪热内侵,导致胃热炽盛,胃运亢进	胃脘灼痛,喜冷拒按,消谷善饥,渴喜冷饮,口臭吞酸,牙龈肿痛、齿衄,小便短黄,大便闭结,舌红苔黄,脉滑数
寒滞胃脘证	过食生冷,或寒邪犯胃	胃脘冷痛剧烈,得温痛减,遇寒加重,恶心呕吐,吐后痛缓,或口泛清水,口淡不渴,恶寒肢冷,面白或青,舌淡苔白润,脉弦紧或沉紧
食滞胃脘证	暴饮暴食,食积不化,或素体胃虚,饮食难化,停积于胃	脘腹痞胀作痛,拒按,厌食,呕吐酸腐食物,吐后好转,矢气频频,泻下臭秽,舌苔厚腻,脉滑实

四、肝与胆病辨证

表 7-15 肝血虚证、肝阴虚证

证名	病因病机	主 要 症 状	
肝血虚证	生血不足,失血过多,或久病耗伤肝血,肝及所系组织器官失养	眩晕,视力减退,脉细	夜盲,爪甲不荣,肢麻震颤,肌肉瞤动,关节拘急。或妇女月经量少、色淡、愆期,甚则经闭,面唇淡白,舌淡
肝阴虚证	五志化火,或温热病后期,耗损肝阴;或因肾阴亏虚,水不涵木;或因湿热之邪侵犯肝经,久则耗伤肝阴,肝及所系组织器官失养,虚热内生		两目干涩,或胁肋隐隐灼痛,或手足蠕动,咽干燥,两颧潮红,五心烦热,潮热盗汗,舌红少苔,脉弦数

表 7-16 肝郁气滞证、寒滞肝脉证

证名	病因病机	主 要 症 状
肝郁气滞证	精神刺激,情志不遂;或病邪侵扰,阻滞肝脉;或其他脏腑影响,肝气失于疏泄	情志抑郁,善太息,胸胁、少腹胀满疼痛,走窜不定。或咽部异物感,或颈部瘿瘤、瘰疬,或胁下肿块。妇女可见乳房胀痛,月经不调,痛经。舌苔薄白,脉弦。病情轻重与情绪变化的关系密切
寒滞肝脉证	感受外寒,如淋雨涉水、房事受寒等,以致肝经寒凝气滞;或因素体阳气不足,由外寒所引发	少腹冷痛,牵引阴部坠胀作痛,或阴器收缩引痛,或巅顶痛,遇寒痛甚,得温痛减,恶寒肢冷,舌淡苔白,脉沉紧或弦紧

表 7-17 肝火炽盛证、肝阳上亢证

证名	病因病机	主要症状	
肝火炽盛证	情志不遂,气郁化火;或外感火热之邪;或嗜烟酒辛辣之品,酿热化火,犯及肝经,以致肝胆气火上逆	头目胀痛,眩晕耳鸣,面红目赤,急躁易怒,失眠多梦,舌红苔黄,脉弦数	头痛剧烈,耳鸣如潮,甚或突发耳聋,或胁肋灼痛,吐血、衄血,口干苦,大便秘结,小便短黄,苔黄
肝阳上亢证	情志过急,郁而化火,火热耗伤肝肾之阴,或平素肝肾阴亏、房劳伤阴、年老阴亏等致肝肾阴亏于下,阳亢于上		头重脚轻,腰膝酸软,舌少津,脉细

表 7-18 肝风内动证

证名	病因病机	主要症状	
肝阳化风证	素体肝肾阴液不足,或久病阴亏,或肝火内伤营阴等,导致阴亏不能制阳,阳亢日久则亢极化风	动摇(眩晕,抽搐,震颤),脉弦	眩晕欲仆,头摇且痛,言语謇涩,手足麻木,步履不正。重则突然昏倒,不省人事,舌强不语,喉中痰鸣,口眼歪斜,半身不遂。舌红苔腻,脉有力
热极生风证	外感温热,邪热亢盛,燔灼筋脉,热闭心神,亢扰肝风内动		壮热,四肢抽搐,颈项强直,两目上视,角弓反张,牙关紧闭,或烦躁谵语,或神昏,舌质红绛,苔黄燥,脉数
阴虚动风证	肝阴亏虚,筋脉失养		手足蠕动,耳鸣,口咽干燥,形体消瘦,五心烦热,潮热颧红,舌红少津,脉细数
血虚生风证	肝血亏虚,筋脉失养		肢体麻木,手足拘急,肌肉瞤动,皮肤瘙痒,爪甲不荣,面白无华,舌质淡白,脉细或弱

表 7-19　胆郁痰扰证

证名	病因病机	主要症状
胆郁痰扰证	情志郁结,气郁化火、生痰,痰热内扰,胆气不宁	胆怯易惊,惊悸不宁,失眠多梦,烦躁不安,胸胁胀闷,善太息,眩晕,口苦,呕恶,舌红,苔黄腻,脉弦滑数

五、肾与膀胱病辨证

表 7-20　肾阳虚证、肾阴虚证、肾精不足证、肾气不固证

证名	病因病机	主要症状	
肾阳虚证	素体阳虚、老年体衰、久病不愈、房事太过、或其他脏腑病变累及于肾,以致命门火衰,温煦失职,性欲减退,火不暖土,气化失职	腰膝酸软	腰膝冷痛,面色㿠白或黧黑,头晕目眩,精神委靡,畏寒肢冷,下肢尤甚;或性欲低下,男子阳痿精冷,女子宫寒不孕;或小便频数清长,夜尿频多;或久泄不止,完谷不化,五更泄泻;或浮肿,腰以下为甚,甚则腹部胀满,心悸咳喘;舌淡胖苔白,脉沉弱,两尺尤甚
肾虚水泛证	素体虚弱,久病及肾,房劳伤肾,肾阳亏耗		全身浮肿,腰以下为甚,按之没指,小便短少,腰膝冷痛,畏寒肢冷,腹部胀满,心悸气短,咳喘痰鸣,舌淡胖苔白滑,脉沉迟无力

（续表）

证名	病因病机	主要症状
肾阴虚证	禀赋不足、虚劳久病、年老体弱、房事不节、过服温燥、或温热后期，阴液亏耗，以致肾失濡养，虚热内生	头晕耳鸣，齿松发脱，男子阳强易举、梦遗早泄，女子经少经闭、或崩漏，失眠多梦，形体消瘦，五心烦热，潮热盗汗，咽干颧红，溲黄便干，舌红少苔或无苔，脉细数
肾精不足证	先天不足、后天失养，肾精不充，或因久病劳损、房事不节，耗伤肾精	小儿生长发育迟缓，身体矮小，囟门迟闭，智力低下，骨骼痿软，成人早衰，耳鸣耳聋，发脱齿松，健忘恍惚，神情呆钝，两足痿软，动作迟缓，性欲低下，男子精少不育，女子经闭不孕；舌淡，脉弱
肾气不固证	禀赋不足、老年体弱，肾气不充，或久病劳损、房事过度，耗伤肾气，以致小便、精液、经带、胎气不固	神疲乏力，耳鸣失聪；小便频数清长，或尿后余沥不尽，或夜尿频多，或遗尿，或小便失禁；男子滑精、早泄，女子月经淋漓不尽，或带下清稀量多，或滑胎小产；舌淡，苔白，脉弱

表 7-21　膀胱湿热证

证名	病因病机	主要症状
膀胱湿热证	外感湿热，侵袭膀胱；或嗜食辛辣肥甘，酿生湿热，下注膀胱，致使膀胱气化不利	小便频数、急迫、灼热、涩痛，量少色深，或小便浑浊、尿血、尿有砂石，腰部小腹胀痛，发热，口渴，舌红，苔黄腻，脉滑数或濡数

六、脏腑兼病辨证

表 7-22 心病兼证

证名	病因病机	主要症状
心肾不交证	思虑劳神太过,或情志抑郁、郁而化火,或虚劳久病,房事不节,耗伤心肾之阴,阴虚阳亢,上扰心神	心烦失眠,惊悸多梦,头晕,耳鸣,腰膝酸软,梦遗,口燥咽干,五心烦热,潮热盗汗,舌红少苔,脉细数
心肾阳虚证	心阳虚衰,病久及肾,肾阳亦虚;或肾阳亏虚,气化无权,水气凌心	心悸怔忡,形寒肢冷,肢体浮肿,小便不利,神疲乏力,腰膝酸冷,唇甲青紫,舌淡紫,苔白滑,脉弱
心肺气虚证	久病咳喘,耗伤肺气,累及于心;或老年体虚,劳倦太过,耗伤心肺之气	心悸胸闷,咳喘气短,动则尤甚,吐痰清稀,神疲乏力,声低懒言,自汗,面色淡白,舌淡苔白,或唇舌淡紫,脉弱或结代
心脾气血虚证	久病失调,思虑过度;或饮食劳倦,损伤脾胃,生化不足;或慢性失血,气血亏耗,导致心脾气血两虚	心悸怔忡,失眠多梦,头晕健忘,食欲不振,腹胀便溏,神疲乏力,面色萎黄或淡白,或见皮下紫斑,月经色淡,淋漓不尽,舌淡白,脉细弱
心肝血虚证	思虑过度,或失血过多,或脾虚化源不足	心悸怔忡,失眠健忘,头晕目眩,视物模糊,肢体麻木、震颤、拘挛,爪甲不荣,或月经量少色淡、甚则闭经,面色淡白,舌淡白,脉细

表7-23 肝病兼证

证名	病因病机	主要症状
肝火犯肺证	郁怒伤肝,气郁化火,或邪热内蕴肝经,上犯于肺	胸胁灼痛,急躁易怒,头胀头晕,面红目赤,烦热口苦,咳嗽阵作,痰黄稠黏,甚则咳血,舌质红,苔薄黄,脉弦数
肝胆湿热证	感受湿热病邪,或嗜食甘肥化生湿热,或脾胃纳运失常,湿浊内生,郁而化热,壅滞肝胆,或湿热下注	胁肋胀痛,纳呆腹胀,口苦厌油,泛恶欲呕,身目发黄,大便不调,小便短黄,或寒热往来,舌红,苔黄腻,脉弦滑数。或为阴部潮湿、瘙痒、湿疹,阴器肿痛,带下黄臭
肝胃不和证	情志不舒,肝气郁结,横逆犯胃	胃脘、胁肋胀痛或窜痛,呃逆,嗳气,吞酸嘈杂,饮食减少,情绪抑郁,善太息,或烦躁易怒,舌淡红,苔薄白或薄黄,脉弦
肝脾不调证	情志不遂,郁怒伤肝,肝失条达而横乘脾土;或饮食劳倦,损伤脾气,脾失健运而反侮肝木	胸胁胀满窜痛,善太息,情志抑郁,或急躁易怒,纳呆腹胀,便溏不爽,肠鸣矢气,或大便溏结不调,或腹痛欲泻,泻后痛减,舌苔白,脉弦或缓弱
肝肾阴虚证	久病失调,或情志内伤,或房事不节,或温病日久等耗伤肝肾之阴	头晕目眩,耳鸣健忘,胁部隐痛,腰膝酸软,失眠多梦,口燥咽干,五心烦热,或低热颧红,男子遗精,女子月经量少,舌红少苔,脉细数

表 7-24 肺肾气虚证、肺肾阴虚证

证名	病因病机	主要症状
肺肾气虚证	久病咳喘,耗伤肺气,病及及肾;或劳伤太过,年老体弱,肾气亏虚,累及于肺,肺肾宣降、摄纳无权	咳嗽无力,气短而喘,呼多吸少,气不接续,动则尤甚,吐痰清稀,自汗乏力,耳鸣,腰膝酸软,舌淡紫,脉弱
肺肾阴虚证	燥热、痨虫、久病咳喘等损伤肺阴,病久及肾;或房劳太过,肾阴耗伤,肺失濡润	咳嗽痰少,或痰中带血,或声音嘶哑,腰膝酸软,口燥咽干,骨蒸潮热,盗汗,颧红,形体消瘦,男子遗精,女子经少,舌红少苔,脉细数

表 7-25 脾肺气虚证、脾肾阳虚证

证名	病因病机	主要症状
脾肺气虚证	久病咳喘,耗伤肺气,子病及母;或饮食劳倦,脾胃受损,伤及肺气	久咳不止,气短而喘,咯痰清稀,食欲不振,腹胀便溏,声低懒言,神疲乏力,或兼面部虚浮,下肢微肿,面白少华,舌淡,苔白滑,脉弱
脾肾阳虚证	久泻久痢,脾阳耗伤,不能充养肾阳;或水邪久踞,肾阳受损,不能温暖脾阳	形寒肢冷,腰膝、下腹冷痛,久泻久痢不止,或五更泄泻,完谷不化,便质清冷,或全身水肿,小便不利,面色㿠白,舌淡胖,苔白滑,脉沉迟无力

第二节 六 经 辨 证

表7-26 太阳病证、阳明病证、少阳病证

证 名		病 因 病 机	主 要 症 状
太阳病证	太阳经证 太阳伤寒证	风寒之邪(寒为主)侵犯太阳经,卫阳被遏,营阴郁滞	恶寒,发热,头项强痛,身体疼痛,无汗,脉浮紧,或见气喘
	太阳经证 太阳中风证	风寒之邪(风为主)侵犯太阳经,卫强营弱	发热,恶风,头痛,汗出,脉浮缓,或见鼻鸣,干呕
	太阳腑证 太阳蓄水证	太阳经证不解而内传膀胱腑,邪与水结,膀胱气化不利,水液停蓄	发热,恶寒,小便不利,小腹胀满,渴欲饮水,或水入即吐,脉浮及浮数
	太阳腑证 太阳蓄血证	太阳经证失治,邪热内传,与血相结于手太阳小肠腑	少腹急结或硬满,神乱如狂,小便自利,大便色黑如漆,脉沉涩或沉结
阳明病证	阳明经证	邪热亢盛,充斥于阳明之经,弥漫于全身,而肠中尚无燥屎内结	身大热,不恶寒,反恶热,汗大出,大渴引饮,或心烦躁扰,气粗似喘,面赤,苔黄燥,脉洪大
	阳明腑证	邪热内盛于里,邪热与肠中糟粕相搏,燥屎内结,阻滞肠道	日晡潮热,手足溅然汗出,脐腹胀满,疼痛拒按,大便秘结不通,甚则神昏谵语、狂躁、不得眠,舌苔黄厚干燥,或起芒刺,甚至苔焦黑燥裂,脉沉实,或滑数

证　名	病因病机	主要症状
少阳病证	邪犯少阳胆腑,枢机不利,经气不畅	寒热往来,口苦,咽干,目眩,胸胁苦满,默默不欲饮食,心烦喜呕,脉弦

表7-27　太阴病证、少阴病证、厥阴病证

证　名		病因病机	主要症状
太阴病证		脾阳虚衰,寒湿内生	腹满而吐,食不下,口不渴,自利,时腹自痛,四肢欠温,脉沉缓而弱
少阴病证	少阴寒化证	病邪深入少阴,心肾阳气衰惫,从阴化寒,阴寒独盛	无热恶寒,脉微细,但欲寐,四肢厥冷,下利清谷,小便清长,或呕吐不食,或口渴喜热饮、饮而不多
	少阴热化证	病邪深入少阴从阳化热,阴虚阳亢	心中烦热,夜不得眠,口燥咽干,或咽痛,舌红少苔,脉细而数
厥阴病证		阴阳对峙,寒热错杂,厥热胜复	消渴,气上撞心,心中疼热,饥而不欲食,食则吐蛔

附:六经病证传变:
传经——病邪从外侵入,逐渐向里传变,由某一经的病证转变为另一经的病证。
直中——病邪不由阳经传入而径中阴经。
合病——伤寒未经传变,两经或三经证候同时出现。
并病——伤寒病一经病证未罢,又出现另一经证候。

第三节　卫气营血辨证

表 7 - 28　卫气营血辨证

证名	病因病机	主 要 症 状	
卫分证	温热病邪侵犯肌表,卫气功能失常	发热,微恶风寒,头痛,口干微渴,舌边尖红,苔薄黄,脉浮数。或伴有咳嗽,咽喉肿痛	
气分证	温热病邪内传脏腑,正盛邪实,阳热亢盛	身热不恶寒,反恶热,汗出,口渴,舌红苔黄,脉数有力。或见咳嗽,胸痛,咳痰黄稠;或见心烦懊憹,坐卧不安;或见日晡潮热,便秘腹胀,痛而拒按,甚或谵语、狂乱,舌黄干燥,甚则焦黑起刺,脉沉实;或见口苦咽干,胸胁满痛,心烦,干呕,脉弦数	
营分证	温病邪热内陷,营阴受损,心神被扰	身热夜甚,口不甚渴或不渴,心烦不寐,甚或神昏谵语,斑疹隐隐,舌质红绛无苔,脉细数	
血分证	温病邪热深入阴血,导致动血、动风、耗阴	血分实热证	身热夜甚,心烦不寐,更见躁扰不宁,神昏谵语,舌绛紫,脉弦数;或更见斑疹显露,色紫黑,吐血、衄血、便血、尿血;或更见四肢抽搐,颈项强直,角弓反张,目睛上视,牙关紧闭
		血分虚热证	持续低热,暮热早凉,五心烦热,或更见口干咽燥,形体干瘦,神疲耳聋,舌干少苔,脉虚细,或更见手足蠕动,瘛疭

附:卫气营血病证传变:
顺传——病变顺着由浅而深、由表而里、由轻而重的层次依序递传,即按卫分→气分→营分→血分的次序传变。
逆传——不依上述次序传变。

第四节 三 焦 辨 证

表7-29 三焦辨证

证名	病因病机		主要症状
上焦病证	温热之邪侵袭上焦部位的手太阴肺或手厥阴心包	邪热犯卫	发热,微恶风寒,汗出,口渴,头痛,舌边尖红,脉浮数
		邪热壅肺	但热不寒,咳嗽,气喘,汗出,口渴,苔黄,脉数
		逆传心包	高热,肢厥,神昏,谵语,舌蹇,舌质红绛
中焦病证	温热之邪传入中焦脾胃	邪从燥化,中焦燥热	身热面赤,呼吸气粗,腹满便秘,神昏谵语,渴欲饮冷,口干唇裂,小便短赤,舌苔黄燥或焦黑起刺,脉沉实有力
		邪从湿化,中焦湿热	身热不扬,头身重痛,胸脘痞闷,泛恶欲呕,大便不爽或溏泄,舌苔黄腻,脉濡而数
下焦病证	温热病邪犯及下焦,劫伤肝肾之阴	肾阴亏虚	身热颧红,手足心热甚于手足背,口燥咽干,神倦,耳聋,脉虚大
		肝阴亏虚	手足蠕动,甚或瘛疭,心中憺憺大动,神倦脉虚,舌绛苔少,甚或时时欲脱

附:三焦病证传变:

顺传——病由上焦传入中焦,出现中焦足阳明胃经的证候。

逆传——病从手太阴肺经传入手厥阴心包经,出现"逆传心包"的证候。

【释难解疑】

1. 对"心移热于小肠"的讨论

《备急千金要方·小肠腑脉论》曰:"心中烦满,身重,口中生疮,名曰小肠实热也。则小便赤短淋沥,导赤饮加减……"对此,后人称为"心移热于小肠"。大约是根据心与小肠之间有经络相连,"心与小肠相表里"的道理,认为心有热可传于小肠,而为心与小肠俱热。症见心烦,口舌生疮,口渴,小便短赤甚或淋沥涩痛、尿血,舌尖红,脉数等。治宜导赤清心。

其实脏腑间移热的论述,出于《素问·气厥论》,但书中并无心移热于小肠之说,而是称"心移热于肺""胞移热于膀胱""膀胱移热于小肠"。

《素问·气厥论》原文说"胞移热于膀胱,则癃溺血。"癃是指小便困难,甚至闭塞不通。心(心包络)移热于膀胱而在下见小便困难,溺赤甚或带血,这与所谓"心移热于小肠"的表现相似。清·程国彭认为"心主血,心气热,则遗热于膀胱,阴血妄行而溺血焉。"《古今医案按》俞震曰:"经谓胞移热于膀胱则溺血。故溺血……宜导赤散加栀、芩、淡竹叶……"便是其证。

另一方面,《素问·气厥论》称"膀胱移热于小肠,鬲肠不便,上为口糜。"说明小肠热当为肠鬲塞而不大便,上则口疮糜烂。同时小肠与小便并无直接关系,因而把小便困难、尿赤涩痛、尿血等归属于小肠热也有不妥。

总之,"心移热于小肠"当是"心包移热于膀胱",将心包移热于膀胱,膀胱移热于小肠,简化为心移热于小肠,省略膀胱这个中间环节是不对的。

2. 心火亢盛证的分类

心火炽盛属于实热证,其证候表现一般有发热,心烦,口苦口渴,便秘尿黄,舌红苔黄,脉数有力等症。由于心主血脉,又主神明,舌为心之苗,心与小肠相表里而涉及小便,因而当心火炽盛而影响到心脉、心神、舌等不同方面的生理活动时,其病情可以表现出不同的特点,因而心火炽盛证又可区分为不同的证候类型。

心火上炎证:火性上炎,又有弥漫的特点,因此火热证常有全身的证候表现,并且上部症状较突出。火热上炎的证候其实不只是心火,肝火、肺火、脾胃火、肾火等证均可上炎(或上浮)。称心火上炎者,主要是指舌体的证候突出,即以舌赤、舌烂、舌痛、舌体生痈疮等为主症,这是由于舌为心之苗的理论所规定的。

火(热)扰(闭)心神(包)证:指全身有发热口渴等实热(火)证候,而以心烦、不寐,甚至神昏、谵语为主症者。其中以心烦失眠为主者,称热(火)扰心神证;以神昏谵语为主者,称热闭心神(包)证,二者有轻重之别,病机有扰乱与闭阻的不同。

心火迫血妄行证：由于心主血脉，心气能推动血液运行，当心火亢盛时，可以导致血热妄行，脉络被灼，甚至出血，而见脉滑数，吐血衄血等症。

心火下移证：即所谓"心移热于小肠"，实际是心火炽盛而影响小便，出现既有心烦口渴，舌尖红赤等心火证候，又有小便黄赤、灼热，甚至涩痛带血等因热而影响小便的证候。

3. 肝胆湿热证、脾胃湿热证、中焦湿热证之辨析

肝胆湿热证是肝胆脏腑本部及肝胆经循行部位有湿热之邪，留恋蕴蒸所产生的证。脾胃湿热证是指湿热蕴结脾胃，脾失健运，胃失纳降而形成的证。中焦湿热证为湿温或暑湿之邪，郁滞中焦而致的证。

三证均属湿热证，但其病因、病机及病位不尽相同。肝胆湿热证的病变在肝胆，脾胃湿热证的病变在脾胃。肝胆湿热证可出现腹胀呕恶，纳呆，但主要见肝胆疏泄失常，胆气上逆的胁肋胀痛，口苦，身目发黄，阴囊湿疹或睾丸肿胀热痛，妇女外阴瘙痒，带下黄臭，苔黄腻，脉弦数等症。脾胃湿热证表现为脘腹痞闷，呕恶厌食，且有肢体困重，大便溏泄，泄而不爽，小便短赤不利，舌红苔黄腻，脉濡数等症。脾胃湿热证与中焦湿热证的病机均为脾胃蕴结湿热，故诸如脘腹痞闷，呕恶纳呆，便溏不爽，尿短赤不利等症均相同，所区别者，内伤之脾胃湿热

证主要由饮食不节,过食肥甘厚味、辛辣煎炙、多饮酒浆等而致脾胃湿热蕴结,外症常无发热,亦无外感热病病史及其传变过程可查;而中焦湿热证中的发热为必见症,且有明显的外感热病史及其传变过程的证候表现。此外,脾胃湿热证常见口苦口臭,面赤,而中焦湿热证则常见多汗,面垢等症。

4. 肝气、肝火、肝阳三证的关系与比较

肝郁气滞证、肝火炽盛证、肝阳上亢证三者之间,可存在着因果转化关系,如肝气郁结可以化火或上逆而致阳亢,同时又可兼并出现,临床上应当加以比较鉴别。

肝郁气滞证的临床表现以抑郁不乐,胸胁胀闷,不欲饮食等"郁"的症状为主,其特点是无明显的寒热征象,而与情志活动关系密切。其病理是郁结于内而未发泄于外,故可认为是内实而外虚,内实则胸胁胀闷不舒,外虚可表现为头晕、月经不调等症。故其治应疏肝解郁,促其疏泄。

肝火炽盛证以发热口渴,面红目赤,口苦,胁肋灼痛,烦躁易怒,便秘尿黄,舌红苔黄,脉弦数等一派"火热"症状为主,无明显阴虚表现的实热证候,头痛烦躁等症皆由火热上扰所致。一般病势较急而病程较短,治宜清热泻火。

肝阳上亢证以头晕耳鸣、头目胀痛,头重脚轻,烦躁

易怒,脉弦有力等"上亢"的症状为主,系气血逆乱而并走于上,并常兼有阴虚的表现,为上实下虚,或曰肝实肾虚的虚实夹杂证候。上实则头重、头胀、头痛,下虚可见脚轻、腰膝酸软等表现,一般病程较长而病势略缓,同时发热口渴、舌红尿黄等火热证候并不明显。治当平肝潜阳,佐以滋阴。

5. 肝阳上亢证与肝肾阴虚阳亢证的区别

肝阳上亢证与肝肾阴虚阳亢证都有头晕耳鸣等主症。由于肝肾之间存在着肝肾同源、水能涵木等生理关系,而在病理上两证之间又常互相影响、转化,肝阳上亢日久可以转化为肝肾阴虚阳亢证,肝肾阴虚阳亢证的某些阶段亦可表现为肝阳上亢证。因此,实际上肝阳上亢证与肝肾阴虚阳亢证之间是难以严格区分的两个证候。

两者的区别主要在于病理的主次先后,即其人性格刚暴,急躁多怒,阳气易动者,其起病多为肝阳上亢证,属于以实为先为主的病变。其证候表现以急躁多怒,心烦失眠,头晕面红,头目胀痛,耳鸣如潮,脉弦有力等为主症,病势较急,形体多显壮实,虽可有腰酸膝软等虚的证候,但并不突出。当然阳亢日久则虚证必然逐渐明显,转化为以虚为主的肝肾阴虚阳亢证。

肝肾阴虚阳亢证多因失于调摄,房事太过,或因病而阴液耗损等,致肝肾阴亏阳亢,水不涵木,故属以虚为先为主的病变。其证候表现以头晕耳鸣,五心烦热,咽干颧红,甚或盗汗,手足蠕动,舌红少津,脉弦细数等为主症,病程较久而病势较缓,形体多瘦弱,而头目胀痛、急躁易怒等症一般不太明显。

应该说肝阳上亢证与肝肾阴虚阳亢证的病理及证候,存在着虚实性质上的先后主次之别。然而以往多将肝阳上亢的病理说成是阴虚为本,阳亢为标,即认为因肝肾阴虚而导致肝阳上亢,这实际上是混淆了二者间虚实主次先后的差别。若如此则肝阳上亢证就没有存在的必要了。

6. 内风证的病机不只 4 种

内风证是由于体内阴阳气血失调,而并非感受外邪所致。其证候具有眩晕、麻木、震颤、抽搐等类似风性动摇特点的病变。一般认为,导致内风证的病机有肝阳化风、热极生风、血虚生风、阴虚动风四种。其实引起内风证的原因尚有阳虚动风、气虚动风、气厥动风、痰迷动风等。

比如所谓小儿慢惊风,症见手足徐徐抽动,神疲面黄,嗜睡露睛,食少腹胀,大便清冷,四肢不温甚或厥逆,舌淡脉弱等,此种动风,辨证属于脾肾阳气亏虚所致,故为阳虚或气虚动风证。

又如痫病发作,突然昏仆,口吐涎沫,四肢抽搐,辨证多属风痰内扰所致,因而常称"风痫",此种抽搐属于痰迷动风的表现。

"气厥"又名郁厥,是指因精神刺激,情志不舒,气机郁闭,导致突然昏厥,或见四肢抽搐、咬牙口噤等症,此种抽搐则应属气厥动风。

7. 大肠湿热证的证候特点

大肠的病变以大便泻泄或便秘为主要表现。大肠湿热证除有身热口渴,腹痛、腹胀,舌红苔黄腻,脉滑数或濡数等症外,其大便的改变一般见泻泄,但其便质、便次等则因病种不同而有差别。可以是泻势急迫,便稀如水;可以为便溏不爽;或便如黄糜而秽臭;或下痢赤白有黏冻,并有里急后重。

大肠湿热证的病理特点之一是由于泻痢易伤阴津,故常为热盛而湿不太明显,高热、渴饮、尿短黄等症突出,而非身热不扬、渴不欲饮。其特点之二是病情易变,导致伤津亡阳。

湿热泄泻与湿热痢疾的病因虽均为湿热,病位均在肠道,但病理不全相同:湿热泄泻常因暑湿热邪侵袭肠道(多以小肠病变为主),导致肠道气机紊乱,清浊相干,故以泄泻急迫、便质如水为主要表现,其治宜在清利湿热的同时,应注意升清降浊,分利小便;若湿热蕴结肠道,湿热与食浊糟粕相杂而腐败,则见腹泻不爽而便质如黄糜、腥臭,排便时肛门有灼热感,其治除清利湿热以外,尚应消食导滞;湿热痢疾系湿热疫毒内侵,壅阻肠道(多以大肠病变为主),与气血搏结而致肠道气滞血瘀,故见下痢脓血、里急后重等症,治应在清利湿热的同时,注意理气调血。

8. 湿热蕴脾证与大肠湿热证的关系与比较

脾的生理实际有相当部分是指小肠的功能,故小肠的病变常归属于脾,因而脾的病理与小肠的病变,尤其是湿热为病时,辨证容易出现混淆。

湿热蕴脾证与大肠湿热证,均属湿热为病,可见发热、口渴、尿黄、舌红、苔黄腻、脉滑数等症。但前者病势略缓,除有腹胀、纳呆、呕恶、便溏等脾胃肠症状外,并有身热不扬、汗出热不解、肢体困重、口腻、渴不多饮,或有黄疸、肤痒等湿热症状;后者则病势较急,病位以大肠为主,腹痛、暴泻如水、下痢脓血、大便黄稠秽臭等为突出表现。

9. 对胆郁痰扰证的理解

胆郁痰扰证是指痰浊或痰热内扰,胆郁失宣,以胆怯、惊悸、烦躁、失眠、眩晕、呕恶等为主要表现的证。本证多因情志不遂,气郁化火,灼津为痰,痰热互结,内扰心神,胆气不宁,神志不安所致。

胆郁痰扰证的病机较复杂,病位涉及胆、胃、心神,
病性有郁、热、痰。痰浊内蕴,胆气不宁,则胆怯易惊,睡
眠易醒;胆失疏泄,经气不畅,则胸胁闷胀、善太息;痰热
内扰心神,神不守舍,则烦躁不安,惊悸不宁、失眠多梦;
胆脉上络头目,痰热循经上扰,则头晕目眩;胆气犯胃,
胃失和降,则泛恶欲呕;热迫胆气上溢,则口苦;若舌红,
苔黄滑,脉弦数,则为痰热内蕴之征;若舌淡红,苔白腻,
脉弦缓,则为痰浊内蕴而未化热的表现。

10. 肺、胃气逆为病理概念而不是规范证名

　　气逆是气机升降失调的一种病理表现。其特点是
气机升动太过而上逆,属于实证的范畴。

　　肺主宣发,其性肃降,肺失肃降则为病变。故外邪
犯肺、痰浊阻肺、气阴亏虚等诸种原因,影响肺气主宣发
的功能,导致"肺失肃降"时,最常见的基本表现为咳嗽、
气喘等症,而咳嗽、气喘则是肺气上逆的主要特征。因
此,肺气上逆是肺脏病变带有共性的病理机制,而不
是一个真正的证名。由于肺病诸证均可有咳嗽、气喘,
即均有肺气上逆的表现,且肺气上逆并没有真正揭示
证的风寒燥火、痰饮、气虚阴亏等病因与病性,所以临床
上若以肺气上逆作为辨证诊断,则该证名是不够规范
和完整的。

　　六腑之气宜降,胃与脾相对而言,更是胃气主降而

脾气主升。胃的病变,常以胃脘疼痛、痞胀,恶心呕吐、嗳气呃逆等为特征性症状,而这些症状产生的机制,一般常以"胃失和降"加以解释。形成胃病的种种原因,如寒邪凝滞、火热侵扰、痰湿瘀血内阻、情志刺激、饮食失调、阳气亏虚而失运、阴液亏虚而失濡等等,几乎都可导致胃气上逆,从而见胃痛脘痞、呕吐恶心等症。因此,胃气上逆是胃病共有的病理机制。所以临床辨证时,不能只知胃气上逆的病机,而应进一步分辨导致胃气上逆的病因,如胃寒气逆证、胃热气逆证等,方是完整而规范的证名诊断。《医方类聚·呕吐门》曰:"呕吐出于胃气之不和,人之所共知也。然有胃寒,有胃热,有痰水,有宿食,有脓血,有气攻,又有所谓风邪入胃,凡是数者,可不究其所自来哉"这说明对于呕吐等病症,不能只满足于胃气上逆的认识,而应深究导致胃气上逆的原因。

11. 肾气不固有五方面的不固

肾气不固是肾病的常见证型。因年幼而肾气不充、先天不足,或劳倦内伤、肾气大伤,或年高而肾气衰惫,或久病气虚伤及于肾,以致肾气亏虚,封藏固摄之权失职时,除可有腰膝酸软、耳鸣等肾虚的一般症状外,主要以下元不固为证候特点,而可表现为精液、经带、胎儿、小便、大便等的不能控摄。

(1)肾精不固:肾虚封藏失职,在男子主要表现为精关不固,见遗精、滑精、早泄等症。

(2)经带不固:肾虚冲任亏损,在女子可以表现为带下清稀量多,或月经淋漓不断,甚至血崩漏下等症。

(3)胎气不固:由于肾虚血海不足,冲任失固,胎气不举,则易出现胎动不安、滑胎、小产,或怀孕而见阴道漏血等病变。

(4)小便不固:由于肾气亏虚,膀胱失约,故小便不禁,或尿后余溺不尽,或夜间遗尿,亦或小便浑浊如米泔等。多见于小儿肾气未充,或年高体弱,或病久肾气极其亏虚者;急性病中出现神志昏迷而小便失禁者则不属此类。

(5)大便不固:肾关失约,不能固摄后阴,可表现为久泄不止、滑泄失禁,或五更泻泄等症。

肾气不固证以下元不固的症状为特征性表现,阴虚而热、阳虚而寒的症状一般均不甚明显。若并有畏寒肢冷,或烦热咽干等阳虚或阴虚证候者,则辨证应有阳虚或阴虚的诊断。

12. 心肾不交的病理本质

"心肾不交"一词,是一个较为笼统模糊的概念,它对心与肾之间的病理本质的揭示不够具体。因为从理论上说,所谓"心肾不交"可以构成心阴不交肾阴、心阴不交肾阳、心阳不交肾阳、心阳不交肾阴、心之阴阳不交肾之阴阳等多种矛盾。到底是心与肾的什么不相交并不清楚。

现在一般所称"心肾不交证"的临床表现,主要有心烦失眠,心悸健忘,头晕耳鸣,腰膝酸软,遗精滑泄,潮热盗汗,舌红少苔,脉细而数等。其病机一般解释为肾水不能上济于心火,心火偏亢而下耗肾阴。由于肾阴亏虚,心阳失肾阴之约而偏亢,扰动心神,则表现为失眠多梦,心悸头晕等症,其因在下而症见于上;心阳偏亢,耗伤肾阴,扰动精室,则表现为遗精滑泄,腰酸膝软等症,其因在上而症见于下。如此上下互相影响,形成恶性循环,心肾之阴不足而心肾之阳偏亢,即为心肾不交的病理本质所在。

其实,心肾间发生阴阳失调,不只是阴虚阳亢这一方面,应该还存在着心火独亢,肾水独寒的方面。如临床上出现心烦失眠,心悸健忘,失眠多梦,腰膝酸冷,漏精早泄,腰以下厥冷等症状也是一种"心肾不交"证,习惯称之为上热下寒,其病理机制为心火独亢,不能下温肾水,使肾水独寒,故现一派上部心热、下部肾寒的症状表现。

13. 肾不纳气证及其类证鉴别

肺肾气虚又称肾不纳气证。本证是以咳嗽无力,气短而喘,呼多吸少,动则尤甚,惟以吸气为快,甚至汗出肢冷,小便随咳嗽而出为主要表现的证。肾不纳气证的形成,由于久咳久喘,肺损及肾,导致肾气亏虚;或年老体衰,或因劳伤肾气,累及肺气亦虚,摄纳无权,气不归元。

肾不纳气证与肺气虚证的鉴别:肾不纳气证若由肺气虚证发展而来者,除有气短喘促,声音低怯,自汗等肺气虚证的表现外,尚有动则气喘,咳则遗溺,或是冷汗淋漓,脉虚浮无根等肾气虚而气不归元,肾失摄纳等临床表现,与单纯的肺气虚证有明显的区别。

肾不纳气证与肺气衰绝证的鉴别:肺气衰绝证乃肺气竭绝,呼吸失主,肺功能衰至极点,故呼吸微弱、断续无规律,甚则呼吸停止,脉浮数。此证多由肺脏衰竭,宗气衰败所致,是患者临终前的常见证候,二者在临床上可以鉴别。

肾不纳气证与脾肺气虚证的鉴别:脾肺气虚证病在中上二焦,除有咳喘短气,自汗等肺气不足症状外,必兼有脾气不足之食少,脘胀,便溏,倦怠等症状,二证不难区分。

14. 六经辨证的实质

张仲景《伤寒论》是称太阳之为病、阳明之为病、少阳之为病、太阴之为病、少阴之为病、厥阴之为病,并没有称"……经之为病",而是据阴阳多少分为六。

严格地说,"六经"应是六条经脉的名称。"六经"之名见于朱肱《类证活人书》"古人治伤寒有法,非杂病之比,五种不同,六经变异。"以至后世将张仲景创立的辨证方法称为"六经辨证"。

现在所说的"六经辨证",是《伤寒论》辨证论治的纲领,是张仲景在《素问·热论》"伤寒一日,巨阳受之,故头项痛,腰脊强;二日阳明受之……"基础上,根据伤寒病的证候特点和传变规律而总结出来的一种辨证方法。

实际上,所谓"六经辨证",是以阴阳(消长盛衰的原理)、经络(循行分布与络属)、藏象理论(六经所系经络、脏腑的生理病理)为基础,将外感病过程中所出现的各种证候,综合归纳为六类证候(太阳病证、阳明病证、少阳病证、太阴病证、少阴病证、厥阴病证),以阐述外感病不同阶段的病理特点(阴阳盛衰,病邪性质,病变位置,邪正关系,传变规律)的辨证方法。

15. 太阳中风证的虚实性质

太阳中风证,是指风邪侵袭太阳经,以致卫强营弱,营卫失和所表现的证候。它是伤寒太阳病证的类型之一。因其是风邪为犯,故《伤寒论》称其为"太阳中风"。又因其表现有汗出、脉浮缓,后世又将其称为"太阳表虚证",与太阳伤寒表实之无汗、脉浮紧互为对应。

太阳表虚证虽言"虚",但其并非正气虚弱之虚证,而其性质则是属于实证。此证是风邪侵袭太阳经,卫气抗邪盛于肤表,这与虚证的正气不足显然不同。其主要脉症之汗出、脉浮缓,虽与虚证的表现相似,但其产生的机制则是由于风性开泄,肤表未闭,卫气受邪,功能失常,腠理疏松,汗孔失固所致。同时脉缓是与脉紧("紧"有数意)相对,"缓"是因为发热轻,又有汗出,肤表未闭,故仍见缓脉。

16. 太阳腑证的病位

太阳腑证是指太阳经证不解,病邪由太阳之表内传膀胱腑所表现的证候。

太阳腑指什么? 由于背为阳,足太阳膀胱经循行于背部,在表之病邪可随经入腑,所以太阳腑证一般应是指膀胱的病变。

太阳经证不解,仍有发热恶寒,脉浮或浮数等症;病邪随经入腑,影响膀胱气化,气化不利则水液停蓄,而见小便不利,小腹满,口渴,或水入即吐的症状,这便是"太阳蓄水证"。

然而所谓"太阳蓄血证",则其病位并不等于膀胱腑。因为其所描述的症状是"小便自利",且为"少腹硬满",显然不是膀胱病变的证候。从其少腹急结或硬满,如狂或发狂,善忘,大便色黑,脉沉涩或沉结等症看,其病变是太阳经证不解,热与血结于少腹的证候。

17. 关于厥阴病证

厥阴病证应是指伤寒病发展传变的较后阶段,表现为阴阳对峙、寒热交错、厥热胜复的证候。然而《伤寒论》厥阴病的提纲是说:"厥阴之为病,消渴,气上撞心,心中疼热,饥而不欲食,食则吐蛔,下之,利不止。"这虽然可视为厥阴病证的一类表现,但似乎未能代表厥阴病的基本规律。因而对于厥阴病证尚待深入研究。

18. 名词解释

(1)巨阳受之:巨,通"太",指太阳受之。

(2)三阳病:指太阳病、阳明病、少阳病。

(3)三阴病:指太阴病、少阴病、厥阴病。

(4)诸经之藩篱:藩篱,本指篱笆、围墙。此处指太阳为诸经之外层。

(5)胃家实:胃家,指胃与大肠;实,指邪热亢盛。

(6)濈然汗出:濈,小雨不辍貌,借指出微汗。此指微汗不止之貌。

(7)默默:指沉默无声。

(8)但欲寐:指精神委靡不振而只想睡。

(9)消渴:厥阴病中之消渴,指口渴饮水之症,非消渴病。

(10)温病:外感温热病邪所致多种急性热病的总称。

（11）温邪上受：出自《温热论》。指温热病邪致病，多由上部口鼻而入，发病多从肺开始。

（12）逆传心包：出自《温热论》。指温病不按上中下焦传变顺序，由肺卫而向上传入厥阴心包经，出现高热，神昏谵语，舌謇肢厥的病理变化。

（13）手足蠕动：指手足抽动无力，像蠕虫一样无力地缓缓运动。

（14）手足瘛疭：筋急引缩为“瘛”，筋缓纵伸为“疭”。手足伸缩交替，抽动不止者，称为手足瘛疭。

（15）昏愦：出自《素问·六元正纪大论》。指神识昏迷，不省人事。

（16）身热不扬：指用手触及患者皮肤，初扪不太热，稍久即感灼热的症状。多因湿热互结，热伏于湿内，湿遏于热外，热不易外泄所致。

第八章 ● 中医诊断思维与方法

【重点直达】

第一节　中医诊断的基本思维

一、中医诊断的思维方法

（一）比较法
（二）类比法
（三）分类法
（四）归纳法
（五）演绎法
（六）反证法
（七）模糊判断法

二、中医诊断的思维线索

（一）重视主症

（二）全面分析

（三）把握特征

第二节　中医诊断的基本方法

一、四诊信息的采集与分析

（一）四诊信息的采集

1. 判断病情资料的完整性

2. 评价病情资料的准确性

3. 分析病情资料的一致性

4. 确定病情资料的重要性

（二）四诊信息的属性分类

1. 必要性资料

2. 特征性资料

3. 偶见性资料

4. 一般性资料

5. 否定性资料

二、主症诊断的思路与方法

（一）确定主症的方法

1. 正确确定主症

2. 明确鉴别主症

3. 详审主症特征

（二）围绕主症进行询查

（三）围绕主症进行诊病

（四）围绕主症进行辨证

1. 抓住主症，落实病位

2. 抓住主症，分辨病性

3. 围绕主症，阐释病机

4. 结合主症，确定证名

三、辨证的思路与方法

（一）辨证诸法的关系

如下图所示：

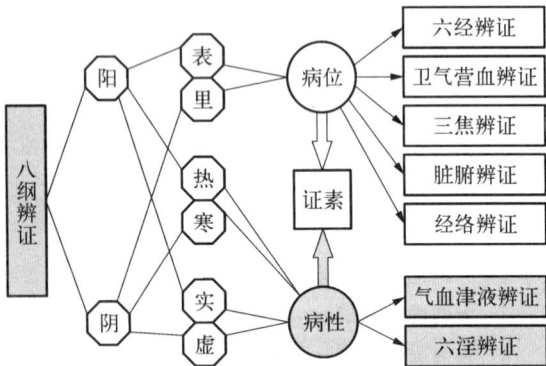

八纲是辨证的纲领;辨病性是辨证的基础与关键;脏腑、六经、卫气营血、三焦等辨证,是辨证方法在内伤杂病、外感时病中的具体运用。

（二）证素辨证

1. 证素辨证的概念

2. 证素的基本特征

3. 常见证素辨识

4. 规范证名的构成

（三）辨证诊断的要求

1. 内容要准确全面

2. 证名要精炼规范

3. 证候变则证名亦变

4. 不受证型的拘泥

四、疾病诊断思路与方法

（一）疾病诊断的意义

1. 把握病变规律

2. 针对疾病治疗

（二）疾病诊断的一般途径

1. 主要根据发病特点辨病

2. 主要根据病因病史辨病

3. 主要根据主症或特征症辨病

4. 主要根据特发人群辨病

第九章 ◎ 中医医案与病历书写

【重点直达】

第一节　中　医　医　案

一、中医医案的特点

二、中医医案的内容

包括一般情况、诊疗过程、辨证分析与立法、处方、医嘱以及体会。

三、中医医案示例

第二节　中医病历书写

一、中医病历书写的基本要求

中医病历包括门（急）诊病历和住院病历，其书写内容及相关要求，应严格按照相关规定执行。由于目前广泛采用电子病历，其格式和要求参照国家中医药管理局制定发布的《中医电子病历基本规范（试行）》（2010年5月1日起施行）。

二、中医病历书写的重点内容

（一）主诉的确定与书写

1. 主诉的确定

2. 主诉的书写要求

（二）现病史与既往史的划分

（三）现病史的书写要求

（四）诊断结论书写要求

1. 规范使用病名、证名

2. 明辨病名与证名

3. 诊断结论的排序

4. 待确诊的处理方法

5. 证名诊断的要求

三、中医病历书写的格式

【释难解疑】

病案、诊籍、医案、病历

中医有关疾病诊疗的记载,历史上有病案、诊籍、医案、病历等多种称谓。其含义为:

(1) 病案:记载患者的一般资料、病情、诊断、治疗及预后等医疗实践的案卷。1953 年卫生部将诊籍、医案、病历等,正式统一定名为病案。

(2) 诊籍:古代对疾病诊疗情况的记载。首见于《史记·扁鹊仓公列传》,记载了淳于意所治疗的 25 个病案。

(3) 医案:记录医疗活动的案卷。明清以来常用医案之名。

(4) 病历:现代有关疾病情况的记录。2002 年卫生部、国家中医药管理局发布《中医、中西医结合病历书写基本规范(试行)》,将"病案"定名为"病历"。其内容包括基本要求,门(急)诊病历书写要求及内容,住院病历书写要求及内容等部分。由于目前广泛采用电子病历,国家中医药管理局 2010 年 5 月 1 日制定发布了《中医电子病历基本规范(试行)》。

思考题及◎参考答案

1. 中医诊断学的性质和内容是什么?

答:中医诊断学是根据中医学的基本理论,研究诊察病情、判断病证的基础理论、基本知识和基本技能的学科。它所研究的是带有共通性、基础性的诊断知识。其目的是为学习临床各科打下基础。所以,中医诊断学是中医基础理论与临床各科之间的桥梁。

中医诊断学的内容包括四诊、辨证、辨病、病案四大部分。四诊是指望、闻、问、切等四种诊断方法。辨证有八纲辨证、病因辨证、气血津液辨证、脏腑辨证、经络辨证、六经辨证、卫气营血辨证、三焦辨证等多种。

2. 试述少神的临床表现及临床意义。

答:少神又称"神气不足"。其临床表现为两目晦滞,目光乏神,面色少华,暗淡不荣,精神不振,思维迟钝,少气懒言,肌肉松软,动作迟缓。提示精气不足,机能减退,多见于虚证患者或疾病恢复期患者。

3. 五种病色各主何病证?

答:赤色主热证,也可见于戴阳证;白色主虚证、寒证、失血;黄色主脾虚证、湿证;青色主寒证、疼痛、气滞、血瘀、惊风;黑色主肾虚、寒证、水饮、血瘀。

4. 如何鉴别阴黄和阳黄?

答:面目一身俱黄者,为黄疸。其中黄而鲜明如橘皮色者,属阳黄,乃湿热为患;黄而晦暗如烟熏色者,属阴黄,乃寒湿为患。

5. 怎样根据患者的坐、卧位姿态判断病性的阴阳寒热虚实?

答:动者、强者、仰者、伸者,多属实证、热证、阳证;静者、弱者、俯者、屈者,多属虚证、寒证、阴证。

6. 试述五轮学说的内容及临床意义。

答:"五轮学说",即瞳仁属肾,称为水轮;黑睛属肝,称为风轮;两眦血络属心,称为血轮;白睛属肺,称为气轮;眼睑属脾,称为肉轮,观察五轮的形色变化,可以诊察相应脏腑的病变。

7. 如何鉴别斑与疹?

答:斑、疹均为全身性疾病表现于皮肤的症状,两者虽常常并称,但实质有别。斑是指皮肤黏膜出现深红色或青紫色片状斑块,平铺于皮肤,抚之不碍手,压之不褪色的症状。疹是指皮肤出现红色或紫红色粟粒状疹点,高出皮肤,抚之碍手,压之褪色的症状。

8. 排出物变化总的辨证规律是什么?

答:凡排出物色白而浅淡、清稀者,多属虚证、寒证;色黄而深浓、稠浊者,多属实证、热证。

9. 病理舌色有几种? 各自的临床意义是什么?

答:病理舌色有淡红舌、淡白舌、红舌、绛舌、紫舌五种。淡红舌主气血调和,病中见之多属病轻。淡白舌主气血两虚、阳虚;枯白舌主脱血夺气。红绛舌主热证。青紫舌主气血不畅。

10. 红绛舌的形成主要有几方面因素?

答:红绛舌的形成主要有三方面因素:一是邪热亢盛,气血沸涌,舌部血络充盈而舌红;二是因热入营血,耗伤营阴,血液浓缩,充斥于舌而舌绛;三是可因阴虚水涸,虚火上炎于舌络而舌红,所以,舌色愈红,表示热势越甚。

11. 试述青紫舌的形成机制。

答:青紫舌形成一般见于3种情况:一是由于阴寒内盛,阳气不宣,气血不畅,血脉瘀滞而成,多表现为青紫舌或斑点舌;二是由于热毒炽盛,深入营血;营阴受灼,气血不畅而现绛紫舌;三是由肺失宣肃,或肝失疏泄,气机不畅,或气虚无以推动血行而致血流缓慢,舌色泛现青紫或者说出现瘀斑。此外尚有暴力外伤,损伤血络,血液溢出而现斑点,舌色可无明显异常。

12. 寒证、热证、虚证、实证均可见短缩舌,如何鉴别?

答:舌体紧缩不能伸长,称为短缩舌。无论因虚因实,因寒因热,皆属危重证候。若舌红绛而短缩,多为热盛伤津,筋脉失养;若舌淡白或青紫、湿润而短缩,多为寒凝筋脉;若舌色淡白、瘦薄痿软而短缩,多为气血俱虚;若舌胖大苔厚腻而短缩,多为痰浊内阻。

13. 试述舌苔厚薄与邪正盛衰的关系。

答:薄苔主病在表,邪气轻浅,正气未衰,故舌苔无明显变化。厚苔主病在里,病情较重,多提示胃肠内有宿食,或痰浊停滞。舌苔由薄变厚,提示邪气渐盛,为病进;舌苔由厚变薄,提示正气胜邪,为病退的征象。舌苔的厚薄转化,一般是渐变的过程,如薄苔突然增厚,提示邪气极盛,迅速入里;厚苔骤然消退,舌上无新生薄苔,为正不胜邪,或胃气暴绝。

14. 腐苔、腻苔有何区别? 其主病和病机有何不同?

答:苔质疏松而厚,颗粒粗大,形如豆腐渣堆在苔面上,极易刮落,称为腐苔。苔质致密,颗粒细腻,苔面较光滑,紧盖舌面,中、根部稍厚,边周较薄,擦之不去,刮之不脱,称为腻苔。

腐苔是因阳热有余,胃阳蒸发食积、痰浊所致,亦可见于内痈。腻苔主湿浊、痰饮、食积、湿温、顽痰等证。腐苔和腻苔虽均为中焦湿浊的表现,但腐苔说明阳气有余,腻苔说明阳气被遏。

15. 试述剥落苔的舌象特征和临床意义。

答:舌象特征:舌本有苔,忽然全部或部分剥脱,为剥落苔。临床意义:主胃气大伤、胃阴枯竭,或气血两虚。

16. 为什么舌体和舌苔要综合分析?

答:人体是复杂的整体,舌象与机体的脏腑气血的生理功能都有密切联系,但是,舌苔和舌体的变化,所反映的生理病理意义各有所侧重。一般认为,舌体主要反映脏腑气血津液的情况。舌苔的变化主要与感受的病邪和病证的性质有关,所以观察舌体可以了解脏腑虚实、气血津液的盛衰,察舌苔重在辨病邪的寒热、邪正的消长,因此在临床诊病中,不仅要分别掌握舌体、舌苔的基本变化,以其主病还应注意舌体和舌苔之间的相互关系,将舌体和舌苔综合起来进行分析。

17. 声音嘶哑和失音常见于哪些证候?

答:语声嘶哑者为音哑;语而无声者为失音。若因外感风寒或风热,或痰湿壅肺,肺失清肃邪闭清窍,多属实证,即"金实不鸣";久病音哑或失音者,多属虚证,多因阴虚火旺,肺肾精气内伤所致,即"金破不鸣"。暴怒喊叫或持续高声喧讲而致者,亦属气阴耗伤。妊娠后期出现者,称为"妊娠失音",多因胎儿渐长,压迫肾之脉络,使肾精不能上荣于舌所致。

18. 何谓喘、哮? 两者有何区别与联系?

答:喘是指呼吸困难、急迫,张口抬肩,甚至鼻翼煽动,难以平卧。哮是指呼吸急促似喘,喉间有哮鸣音。喘与哮的区别,在于喘以呼吸困难,气息急促为主,哮以喉间哮鸣音为特征。喘不兼哮,但哮必兼喘。临床上哮与喘常同时出现,所以常并称哮喘。

19. 从临床表现上如何鉴别喘之虚实?

答:喘有虚实之分。若发作急骤,呼吸深长,息粗声高,唯以呼出为快者,为实喘;若病势缓慢,呼吸短浅,急促难续,息微声低,唯以深吸为快,动则喘甚者,为虚喘。

20. 简述疾病过程中出现喷嚏的临床意义。

答:疾病早期出现喷嚏时,常兼恶寒发热,流涕等症为外邪袭表,肺气不利之故。久病外感之人或阳虚久病之人见喷嚏,是阳气回复的标志,病趋好转。

21. 怎样根据咳声辨证?

答:咳嗽一症多见于肺部疾病,但其病证却多种多样,其病有外感和内伤之分,其邪有寒热燥湿之别。不同的病证,其咳声常有各自的特点。一般咳声紧闷者多属寒湿。咳声重浊者多属外感风寒。咳声清脆者多属燥热,伴痰少难咯。咳声不扬而痰稠难出属肺热。咳声低弱属肺虚。另外,咳声顿作,咳止时声如鹭鸶者,见于百日咳。咳声如犬吠者见于白喉病。

22. 试述外感病恶寒发热的机制及其类型。

答:外感病恶寒发热是由于外邪侵袭肌表,邪正相争于表,卫气宣发失常所致。外邪袭表,卫阳被遏,肌腠失于温煦则恶寒;邪气外束,正邪交争,卫阳失于宣发,则郁而发热。

由于感受外邪性质的不同,寒热症状可有轻重的区别。临床上常见以下 3 种类型:① 恶寒重发热轻:风寒表证。② 发热轻而恶风:伤风表证。③ 发热重恶寒轻:风热表证。

外感表证的寒热轻重,除与病邪性质有关外,还与邪正盛衰密切相关。如邪正俱盛者,恶寒发热皆较重;邪轻正衰者,恶寒发热均较轻;邪盛正衰者,多恶寒重而发热轻等。

23. 试述寒热往来的类型及产生机制。

答:寒热往来指患者自觉恶寒与发热交替发作的症状。是正邪相争,互为进退的病理反映,为半表半里证寒热的特征。临床常见以下两种类型：① 寒热往来无定时：多见于少阳病。因外感病邪至半表半里阶段时，正邪相争，正胜则发热，邪胜则恶寒，故恶寒与发热交替发作，发无定时。② 寒热往来有定时：指患者恶寒战栗与高热交替发作，每日或二三日发作一次，发有定时的症状。兼有剧烈头痛、口渴、多汗等症。常见于疟疾。因疟邪侵入人体，潜伏于半表半里的膜原部位，入与阴争则寒，出与阳争则热，故恶寒战栗与高热交替出现，休作有时。

此外，气郁化火及妇女热入血室等，也可出现寒热往来，似疟非疟，临床应当结合病史及其他兼症详细辨识。

24. 何谓战汗？其临床意义是什么？

答：在病势沉重之时，先见全身战栗抖动，而后汗出的，称为战汗。战汗是邪正相争，病变发展的转折点，应注意观察病情的变化。如汗出热退，脉静身凉，是邪去正复之佳象；若汗出而身热不减，仍烦躁不安，脉来疾急，为邪胜正衰之危候。

25. 何谓绝汗？其产生机制如何？

答：绝汗是指在病情危重的情况下，出现大汗不止的症状。常是亡阴或亡阳的表现，由于亡阴、亡阳属危重证候，故其汗出谓之绝汗，又称为脱汗。若病势危重，冷汗淋漓如水,面色苍白,肢冷脉微者,属亡阳之汗,为阳气亡脱,津随气泄之象。若病势危重,汗热而黏腻如油,躁扰烦渴,脉细数疾者,属亡阴之汗,为内热逼迫涸竭之阴津外泄之象。

26. 耳鸣之虚实如何鉴别? 其产生机制有何不同?

答:突发耳鸣,声大如雷,按之尤甚,或新病暴聋者,多属实证。可因肝胆火扰、肝阳上亢,或痰火壅结、气血瘀阻、风邪上袭,或药毒损伤耳窍等所致。

渐起耳鸣,声细如蝉,按之可减,或耳渐失聪而听力减退者,多属虚证。可因肾精亏虚,或脾气亏虚,清阳不升,或肝阴、肝血不足,耳窍失养所致。

27. 询问患者口渴饮水与否有何临床意义?

答:口渴与饮水的异常,主要反映体内津液的盈亏和输布情况,以及证的寒热虚实。一般口渴则欲饮,不渴则不欲饮。但津液输布发生障碍时,会出现口渴而不欲饮的情况。

(1)口不渴饮提示津液未伤。多见于寒证、湿证。因寒、湿之邪为阴邪,不耗伤津液,故口不渴,亦不欲饮。无明显燥热的病证,因津液未伤,亦可见口不渴饮的症状。

(2)口渴欲饮提示津液耗伤,阴液亏少或气化不利,津液输布障碍。

口渴咽干,鼻干唇燥,发于秋季者,多因燥邪伤津所致。口干微渴,发热,脉浮数者,多见于温热病初期,邪热伤津不甚。

大渴喜冷饮,壮热,大汗出者,为里热炽盛,津液大伤的表现。严重腹泻,或汗、吐、下及利尿太过,耗伤津液,亦可导致大渴引饮。

口渴咽干,夜间尤甚,颧赤盗汗,五心烦热者,是阴虚津亏,虚火内炽的表现。

口渴而多饮,小便量多,形体消瘦者,属消渴病。小儿夏季见之,且无汗或少汗、发热者,为夏季热。

渴不多饮,兼身热不扬,心中烦闷,苔黄腻者,属湿热证。

渴不多饮,兼身热夜甚,心烦不寐,舌红绛者,属温病营分证。

渴喜热饮而量不多,或水入即吐者,多由痰饮内停所致。

口干,但欲漱水不欲咽,兼面色黧黑,或肌肤甲错者,为内有瘀血的表现。

28. 简述失眠的总病机和常见原因。

答:失眠的病机总属阳不入阴,神不守舍,有虚实之分。常见原因有心脾两虚、心肾不交;胆郁痰扰、肝气郁结、食滞内停等。

29. 影响脉象生理变异的因素有哪些？

答：脉象与年龄、性别、形体等因素有关。儿童脉象多小数，青年脉象多平滑，老人脉象多弦硬。妇人脉象较男子濡细而带数，妊娠脉象多滑数。肥胖者脉多沉细，消瘦者脉较浮大，身材高大者脉象较长，矮小者脉象较短。运动、饮食、酒后脉多滑数有力，饥饿时脉多软弱。精神情志亦可引起脉象的明显变化，怒则伤肝而脉多弦细，惊则气乱而脉动无序等。

人体适应自然的生理性调节，也往往反映在脉象上，形成了与时间气候相应的四季脉象。如春季脉微弦，夏季脉微洪，秋季脉微浮，冬季脉多沉。一日之中脉象有昼夜节律的变化，昼日脉象偏浮而有力，夜间的脉象偏沉而细缓。地理环境对脉象亦有一定的影响。北方之人脉多强实，南方之人脉多软弱。

30. 何谓仲景三部诊法？有何临床意义？

答：仲景在《伤寒杂病论》中常用寸口、趺阳、太溪三部诊法。诊寸口脉候脏腑病变，诊趺阳脉候胃气，诊太溪脉候肾气。现在三部诊法多在寸口无脉搏或者观察危重患者时运用。如两手寸口脉象十分微弱，而趺阳脉尚有一定力量时，提示患者的胃气尚存，尚有救治的可能；如趺阳脉难以触及时，提示患者的胃气已绝，难以救治。

31. 从脉象特征上如何区分大、洪、实脉?

答:大、洪、实三脉,脉形皆较宽。大脉是指脉体宽大,从容和缓,而无汹涌之势;脉浮而有力,来盛去衰,呈波涛汹涌之势的为洪脉;脉大有力,来盛去亦盛,举按皆然者为实脉。

32. 从脉象特征上如何区分滑、数、动脉?

答:滑、数、动脉都有流利带数的共同特征。其不同点在于数脉频率快,一息五至以上;滑脉往来流利,如盘走珠,应指圆滑;动脉多见于关部,具有滑、数、短三种脉象的特征。

33. 试述真脏脉的特点及其形态特征。

答:真脏脉是在疾病重危期出现的脉象,真脏脉的特点是无胃、无神、无根,为病邪深重,元气衰竭,胃气已败的征象。真脏脉主要形态特征,可分为三类:

(1)无胃之脉,以脉象无冲和之意,应指坚搏为主要特征,如偃刀脉、转豆脉、弹石脉。

(2)无根之脉以虚大无根或微弱不应指为特征,如釜沸脉、鱼翔脉、虾游脉。

(3)无神之脉以脉率无序,脉形散乱为特征。如雀啄脉、屋漏脉、解索脉。

34. 试述浮脉类的脉象及其特征。

答:浮脉类的共同特点是脉位浅显,轻取即得。其区别如下：

浮脉脉象特征：举之有余，按之不足。

洪脉脉象特征：脉体阔大，浮大充实有力，来盛去衰。

濡脉脉象特征：浮细无力而软。

散脉脉象特征：浮取散漫而无根，伴至数或脉力不匀。

芤脉脉象特征：浮大中空，如按葱管。

革脉脉象特征：浮而搏指，中空外坚。

35. 细脉与微脉、弱脉、濡脉四脉在脉象特征上有何异同？各有何临床意义？

答：细脉与微脉、弱脉、濡脉四种脉象都是脉形细小且脉势软弱无力。细脉形小而应指明显，主要从脉搏的形态而言；微脉则极软极细，按之欲绝，若有若无，起落模糊，不仅从脉形言，而且主要指脉搏的力量弱；弱脉为沉细而无力；濡脉为浮细而无力，即脉位与弱脉相反，轻取即得，重按反不明显。细脉主气血两虚、诸虚劳损，又主湿；濡脉主虚，又主湿；弱脉主气血不足，阳气虚弱；微脉主气血大虚，阳气衰微。

36. 弦、紧、革、牢四脉在脉象特征上有何异同？

答：脉象应指紧急的有弦、紧、革、牢四脉，共同特点是应指端直绷紧如弦线。紧脉比弦脉更有力，更紧急;革脉则浮取弦硬,重按中空,如按鼓皮;牢脉浮取应指不明显,重按弦实而长,推之不移。

37. 试述沉脉类的脉象及其主病。

答:脉位深沉,重按始得为沉脉。伏脉更深于沉脉,紧贴于骨;沉而弦长实大者为牢脉;沉而细软为弱脉。沉脉为里证的主脉。邪郁于里,气血内困则脉有力,属于实证;若脏腑虚弱,正气不足,阳虚气陷不能升举,则脉沉无力。伏脉常见于邪闭、厥病和痛极的患者;牢脉主阴寒内盛,多见于疝气癥瘕之实证。弱脉多见于阳气虚衰,气血俱实。

38. 试述弦、紧、细、缓、滑、涩六脉的临床意义。

答:弦脉主肝胆病,诸痛,痰饮等,亦见于老年健康者;紧脉多见于风寒搏结的实寒证、痛证和宿食内阻等;细脉主气血两虚,及湿邪为病;缓脉主脾胃虚弱,或为湿邪困阻,亦见于平人;滑脉主痰饮、食滞、实热诸证,是妇人的孕脉;滑而和缓之脉为平人之常脉,多见于青壮年;涩脉主伤精、血少、痰食内停、气滞血瘀等,涩而有力为实证,涩而无力为虚证。

39. 试述八纲辨证的临床意义。

答:八纲是各种辨证方法的总纲,表里是辨病位的纲领,寒热虚实是辨病性的纲领,阴阳是归类病证的纲领;八纲概括了病证的基本特点,可掌握病证要领,确定病证类型,预测病证趋势,指明治疗方向;其他辨证方法,如病因、气血津液、脏腑、六经、卫气营血、三焦辨证等均为八纲辨证的具体深入。

40. 试述寒证、热证的鉴别要点。

答:辨别寒证与热证应对疾病的全部表现进行综合观察,尤其是寒热的喜恶、口渴与不渴、面色的赤白、四肢的温凉、二便、舌象、脉象等方面更为重要。寒证恶寒喜暖,热证恶热喜冷;寒证口不渴,热证渴喜冷饮;寒证面白,热证面赤;寒证手足逆冷,热证手足烦热;寒证大便稀溏,小便清长,热证大便燥结,小便短赤;寒证舌淡苔白,热证舌红苔黄;寒证脉迟,热证脉数。总之,寒证的临床表现以"冷、凉"为特点,热证的临床表现以"温、热"为特点。

41. 表寒证、表热证、里寒证、里热证的病理和临床表现有何不同?

答:表寒证,多由风寒之邪袭表所致,常见于外感病初期,临床表现为恶寒重,发热轻,头身疼痛,无汗,苔薄白润,脉紧。表热证,多由风热之邪侵犯肺卫所致,常见于风热感冒,或温病初期,表现为发热,微恶风寒,头痛,口干微渴,或有汗,舌尖边红,脉浮数。里寒证,是由寒邪直中脏腑或阳气虚衰所致,主要表现为恶寒喜暖,肢冷面白,口淡不渴,大便稀溏,小便清长,舌质淡,苔白润,脉迟或紧。里热证,多由表邪传里化热,或邪热内侵脏腑,致里热炽盛,导致机能活动亢进,其临床表现为发热或恶热喜冷,口渴,面赤或颧红,烦躁,小便短赤,大便干结,舌红苔黄而干,脉数。

42. 辨别寒热真假的临床意义是什么？应从哪几方面注意观察？

答：在疾病发展到寒极或热极的时候,有时会出现与疾病本质相反的假象,"真"是指与疾病内在本质相符的证候,"假"是指疾病表现的某些不符合常规认识的假象。辨别寒热真假,应从下述两方面诊察：一是应以表现于内部、中心的症状为准、为真,外部、肢末的症状是现象,可能为假象,故胸腹的冷热是辨别寒热真假的关键,胸腹灼热者为热证,胸腹部冷而不灼热者为寒证。二是假象毕竟与真象不同,如假热的面赤,是面白而两颧泛红如妆,和真热的满面通红不一样。

43. 何谓虚实转化？请举例说明。

答：虚实转化指疾病的虚实性质发生相反的转变。提示邪与正之间的盛衰出现了本质性变化。实证转虚为疾病的一般规律,虚证转实常常是证候的虚实夹杂。实证转虚：原为实证,病情日久,或失治误治,正气伤而不足以御邪,皆可形成实证转化为虚证。如高热,口渴,汗出,脉大之实热证,因津气耗损,而见肌肉消瘦,面色枯白,不欲饮食,少气,舌光无苔,脉弱的气津两虚证。

虚证转实：由于正虚,脏腑功能失调,而致痰、食、血、水等凝结阻滞为患,成为因虚致实的本虚标实证,例如病本心气虚弱,心悸气短,久治未愈,突然心胸刺痛不已,这是气虚血滞,心脉瘀阻所致。

44. 试述鉴别虚实真假的要点。

答：古代医家对于虚实真假判定依据和方法颇多,现归纳为如下：一是脉象的有力无力、有神无神、浮候如何、沉候如何,假象多在外表,本质多隐伏于里,故重按有力、有神为实证；无力、无神为虚证。二是舌质的胖嫩与苍老,舌质胖嫩淡润为虚证；苍老坚敛为实证。三是声音的高亢与低怯,语声高亢者多实,低怯者多虚。四是患者的体质强弱,发病的原因,病的新久,以及治疗经过如何,详加分析,综合判断。

45. 引起血虚的常见原因有哪些？

答：主要有两个方面：一是血液耗损过多,新血未及补充,主要见于各种出血之后,或久病、大病之后,或劳神太过,阴血暗耗,或虫积肠道,耗吸营血等；二是血液生化不足,可见于脾胃运化机能减退,或进食不足,或因其他脏腑功能减退不能化生血液,或瘀血阻塞经络,使局部血运障碍,影响新血化生,即所谓"瘀血不去,新血不生"等。

46. 试述气滞的常见临床表现。

答：气滞证的常见临床表现：胸胁、脘腹等处或损伤部位的胀闷或疼痛，疼痛性质可为胀痛、窜痛、攻痛，症状时轻时重，部位不固定，按之一般无形，痛胀常随嗳气、肠鸣、矢气等而减轻，或症状随情绪变化而增减，脉象多弦，舌象可无明显变化。

47. 试述痰的形成原因。

答：痰的生成，如外感六淫、饮食不当、情志刺激、过逸少动等，影响肺、脾、肾等脏的气化功能，以致水液未能正常输布而停聚凝结成痰。

48. 试述痰、饮、水、湿之间的共同之处。

答：痰、水、湿、饮均属水液代谢失常而停聚所形成的病理产物，其形成均与肺、脾、肾等脏对水液的气化失常有关。因痰、水、湿、饮的病理本质均属水液停聚于体内的病理产物，四者之间既可相互转化，又可合并为病，故临床难以截然划分，常互相通称。

49. 导致津液亏虚证的常见原因有哪些？

答：大汗、大吐、大泻、高热、烧伤等，使津液耗损过多；外界气候干燥，或体内阳气偏亢，使津液耗损；饮水过少，或脏气虚衰，使津液生成不足，均可形成津液亏虚的证候。

50. 试述心火亢盛证的临床表现。

答：发热，口渴，心烦，失眠，便秘，尿黄，面红，舌尖红绛,苔黄,脉数有力。或见口舌生疮、溃烂疼痛;或见小便短赤、灼热涩痛;或见吐血、衄血;或见狂躁谵语、神识不清。

51. 试述引起心脉痹阻证的常见原因及其各自的证候特点。

答:心脉痹阻证可因瘀血、痰浊、阴寒、气滞等因素阻痹心脉引起。瘀阻心脉以刺痛为特点;痰阻心脉以闷痛为特点;寒凝心脉以痛势剧烈、突然发作,遇寒加剧,得温痛减为特点;气滞心脉以胀痛为特点。

52. 试述燥邪犯肺证的临床表现。

答:干咳无痰,或痰少而黏、不易咯出,甚则胸痛,痰中带血,或见鼻衄、口、唇、鼻、咽、皮肤干燥,尿少,大便干结,舌苔薄而干燥少津。微有发热恶风寒,无汗或少汗,脉浮数或浮紧。

53. 试述风水相搏证的概念。

答:指风邪外袭,肺卫失宣,水湿泛溢肌肤,以突起头面浮肿及卫表症状为主要表现的证。

54. 试述大肠湿热证的临床表现。

答:身热口渴,腹痛腹胀,下痢脓血,里急后重,或暴泻如水,或腹泻不爽,粪质黄稠秽臭,肛门灼热,小便短黄,舌质红,苔黄腻,脉滑数。

55. 试述脾虚气陷证的临床表现。

答:脘腹重坠作胀,食后益甚,或便意频数,肛门重坠，或久泄不止，甚或脱肛，或小便浑浊如米泔，或内脏、子宫下垂，气短懒言，神疲乏力，头晕目眩，面白无华，食少，便溏，舌淡苔白，脉缓或弱。

56. 试述湿热蕴脾证的临床表现。

答：脘腹胀闷，纳呆，恶心欲呕，口中黏腻，渴不多饮，便溏不爽，小便短黄，肢体困重，或身热不扬，汗出热不解，或见面目发黄色鲜明，或皮肤发痒，舌质红，苔黄腻，脉濡数或滑数。

57. 试述肝郁气滞证的辨证主要依据。

答：肝郁气滞证多与情志因素有关，以情志抑郁、胸胁或少腹胀痛等为辨证的主要依据。

58. 肝风内动的常见证型有哪些？

答：根据病因病性、临床表现的不同，常可分为肝阳化风证、热极生风证、阴虚动风证和血虚生风证等。

59. 试述肾气不固证的概念。

答：指肾气亏虚，失于封藏、固摄，以腰膝酸软，小便、精液、经带、胎气不固等为主要表现的虚弱证。

60. 试述肾精不足证的概念。

答：指肾精亏损，脑与骨、髓失充，以生长发育迟缓、早衰、生育机能低下等为主要表现的虚弱证。

61. 试述膀胱湿热证的临床表现。

答：小便频数、急迫、短黄，排尿灼热、涩痛，或小便浑浊、尿血、有砂石,或腰部、小腹胀痛,发热,口渴,舌红,苔黄腻,脉滑数或濡数。

62. 试述心肝血虚证的概念及其临床表现。

答:指血液亏少,心肝失养,以心悸、多梦、眩晕、肢麻、经少及血虚症状为主要表现的证。见心悸心慌,多梦健忘,头晕目眩,视物模糊,肢体麻木、震颤,女子月经量少色淡,甚则经闭,面白无华,爪甲不荣,舌质淡白,脉细。

63. 试述肝火犯肺证的概念及其临床表现。

答:指肝火炽盛,上逆犯肺,肺失肃降,以胸胁灼痛、急躁、咳嗽痰黄或咳血等为主要表现的实热证。见胸胁灼痛,急躁易怒,头胀头晕,面红目赤,口苦口干,咳嗽阵作,痰黄稠黏,甚则咳血,舌红,苔薄黄,脉弦数。

64. 试述脾肾阳虚证的概念及其临床表现。

答:指脾肾阳气亏虚,虚寒内生,以久泻久痢、水肿、腰腹冷痛等为主要表现的虚寒证。见腰膝、下腹冷痛,畏冷肢凉,久泄久痢,或五更泄泻,完谷不化,便质清冷,或全身水肿,小便不利,面色㿠白,舌淡胖,苔白滑,脉沉迟无力。

65. 试述心气虚证、心阳虚证与心阳虚脱证的临床表现有何异同。

答:心气虚证、心阳虚证和心阳虚脱证有密切联系,可以出现在疾病过程中的轻重不同阶段。临床辨证应掌握心气虚证以心悸为主症,同时出现心脏及全身机能活动衰弱的症状,如神疲乏力、气短自汗等;心阳虚证在心气虚证的基础上出现虚寒症状,以畏寒肢冷为特征,且心悸加重,出现心胸憋闷疼痛、面唇青紫等表现;心阳暴脱证,则在心阳虚的基础上出现虚脱亡阳症状,以冷汗淋漓,或心胸剧痛为特征。

66. 试述痰蒙心神证与痰火扰神证临床表现的异同。

答:痰蒙心神与痰火扰神证,在病因上均可因情志所伤而引起,在病理因素上皆与痰有关,在临床表现上均出现神志、意识的异常,可见神昏,但痰蒙心神证为痰浊,其症以意识模糊、抑郁、错乱、痴呆为主,无明显热证表现;痰火扰神证则既有痰,又有火,其症以狂躁、谵语等动而多躁的表现为主,兼见舌红苔黄、脉数等一派火热症状及苔腻、脉滑等痰浊内盛的表现。

67. 试述燥邪犯肺证与肺阴虚证临床表现的异同。

答:燥邪犯肺证与肺阴虚证均以干咳、痰少难咯为主症,都可兼见脉细、舌干等阴液虚少的表现,但前者属外感新病,病程短,多发于秋季,以燥邪伤津,不能滋润组织器官的症状明显,虚热之象不明显,尚可兼见恶寒发热脉浮等表证症状;后者属内伤久病,病程长,无明显季节性,兼症以虚热内扰的表现为主,无表证症状。

68. 试述痰热壅肺证与肺热炽盛证临床表现的异同。

答:痰热壅肺证与肺热炽盛证均属实热证,可见咳嗽,气喘息粗,甚则鼻翼扇动,胸痛,发热口渴,小便短黄,大便秘结,舌红苔黄,脉数等表现,但前者为痰热俱盛,兼见咯痰黄稠量多,喉中痰鸣,或咳吐脓血腥臭痰,苔腻,脉滑等症;后者则但热无痰。

69. 试述脾阳虚证与寒湿困脾证临床表现的异同。

答:脾阳虚证与寒湿困脾证皆可见纳呆、腹胀、腹痛、便溏等脾失健运的表现,以及口淡不渴、苔白滑等寒湿中阻的证候。但寒湿困脾证为寒湿内盛,阻遏脾阳,属实寒证;而脾阳虚证则因阳虚运化失职,导致寒湿内阻,为虚寒证。故二证一虚一实,有所不同,应注意鉴别。

70. 试述寒湿困脾证与湿热蕴脾证临床表现的异同。

答:寒湿困脾证与湿热蕴脾证皆可出现脾运不健和湿邪内阻的表现,如脘腹胀闷,口腻纳呆,恶心呕吐,便溏,头身困重,小便短少,身目发黄,舌胖,舌苔滑腻,脉濡等。但前者属寒湿,可见阴黄,面色晦暗不泽,或妇女白带量多,口淡不渴,舌淡苔白,脉濡缓或沉细等寒象。后者为湿热,可见身热不扬,汗出热不解,或阳黄,或皮肤发痒,舌红苔黄,脉数等热象。

71. 试述胃阴虚证与胃热炽盛证临床表现的异同。

答：胃阴虚证与胃热炽盛证均为胃之热证,均有胃脘灼痛,易饥,小便短黄,大便秘结,舌红脉数等表现,但前者为虚热,常见嘈杂,饥不欲食,苔少,脉细等症;后者为实热,症见消谷善饥,口臭,牙龈肿痛,齿衄,苔黄,脉滑等。

72. 试述肝血虚证与肝阴虚证临床表现的异同。

答：肝血虚与肝阴虚均属肝的虚证,均有头晕目眩,视力减退,脉细等表现,但前者为血虚,无热象,常见夜盲,肢麻手颤,经少,面白舌淡等症;后者为阴虚,常见两目干涩,胁肋隐隐灼痛,手足蠕动,潮热颧红,舌红少苔,脉数等虚热表现明显。

73. 试述肝火炽盛证与肝阳上亢证临床表现的异同。

答：肝火炽盛证与肝阳上亢证均有眩晕耳鸣,头目胀痛,面红目赤,急躁易怒,失眠多梦,舌红等头面部症状;但前者为实证,以胁肋灼痛,吐血、衄血,口苦口干,尿黄便干,苔黄等实热证候为主;后者为用阳太过,阳亢耗阴,上盛下虚的本虚标实、虚实夹杂证,既有眩晕、头重等阳亢症状,又兼见腰膝酸软、脚轻等肝肾阴虚的表现。

74. 试述肝风内动四证临床表现的异同。

答:肝风内动四证的成因、病理各异,故临床表现有别。肝阳化风证患者多有肝阳上亢病史,以眩晕、肢麻震颤、头胀头痛为主症,甚至突然昏仆、口眼歪斜、半身不遂,属阳亢阴虚,上盛下虚、本虚标实证;热极生风证为火热炽盛所致,病势急而重,表现为壮热、神昏、抽搐,属实证;阴虚动风证多见于热病后期或内伤阴虚,表现为手足震颤蠕动,或肢体抽搐及潮热颧红、舌红少津等虚热证候;血虚生风证多见于慢性久病,血虚失养,表现为眩晕、肢体震颤麻木、肌肉眴动、皮肤瘙痒与面白舌淡等血虚症状共见;二者均属虚证。

75. 试述肾阴虚证与肾精不足证临床表现的异同。

答:肾阴虚与肾精不足皆属肾的虚证,均可见腰膝酸软、头晕耳鸣、齿松发脱、健忘、女子经少经闭等症,但前者可见性欲偏亢,男子遗精早泄、女子崩漏,伴有口燥咽干,形体消瘦,五心烦热,潮热盗汗,午后颧红,小便短黄,舌红少津,少苔或无苔,脉细数等阴虚内热的表现;

后者主要在不同生理阶段表现出生长发育迟缓、早衰、生殖功能低下症状,舌淡脉弱,无虚热表现。

76. 试述肝胆湿热证与湿热蕴脾证的临床表现的异同。

答:肝胆湿热证与湿热蕴脾证均属湿热内蕴的证候,均可出现满闷痞胀、纳呆呕恶、身热、身目发黄色鲜明、大便不调、小便短黄、舌质红、苔黄腻、脉滑数等症,但二者病位不同,故症状表现有别。肝胆湿热证病位主要在肝胆,故以胁肋胀痛、胁下痞块、黄疸、口苦等肝胆疏泄失常的症状为主,尚可出现寒热往来及瘙痒、湿疹,妇女带下黄臭等症;湿热蕴脾证病位主要在脾胃,故以脘腹胀闷、纳呆呕恶、大便溏泄等受纳、运化功能失常的症状为主,尚可出现肢体困重、身热不扬、汗出热不解等症状。然而肝胆与脾胃之间在病理上互相影响,湿热蕴结肝胆,肝胆疏泄失职,则不能助脾胃运化和腐熟,从而出现脾胃升降失司、纳运失常的症状表现;而脾胃运化失常,使湿从内生,湿郁化热,以致湿热蕴结,熏蒸肝胆,又可引起肝胆疏泄失常。二证有密切关系,亦可同时出现。

77. 阳明病的基本病机是什么?阳明经证与阳明腑证的病机与临床表现有何不同?

答:阳明病是指在伤寒病发展过程中,阳热亢盛,胃肠燥热所表现的证候。阳明病的主要病机是"胃家实","胃家",包括胃与大肠;"实"指邪气亢盛,故属里实热证,为邪正斗争的极期阶段。

阳明病分为阳明经证与阳明腑证两类。阳明经证是邪热亢盛,充斥阳明之经,弥漫全身,肠道尚无燥屎内结,表现为身大热,大汗出,大渴引饮,面赤心烦,舌苔黄燥,脉洪大;阳明腑证是阳明经证的进一步发展,是邪热内盛与肠中糟粕相搏而成燥屎内结的证候,可见日晡潮热,手足汗出,脐腹胀满疼痛,大便秘结不通;若邪热炽盛,上蒸熏灼心神,则神昏谵语,狂乱,夜不得眠,故舌苔黄厚干燥,芒刺,甚则焦黑燥裂,而脉见滑数或沉迟有力。

78. 少阴寒化证的病机与临床表现是什么?

答:少阴寒化证是心肾阳气虚衰,阴寒独盛,病性从阴化寒,以畏寒肢凉、下利清谷等为主要表现的虚寒证候。临床可见无热恶寒,但欲寐,四肢厥冷,下利清谷,呕不能食,或食入即吐,或身热反不恶寒,甚至面赤,脉微细。

79. 何谓"逆传心包"? 其证候表现如何?

答:温毒极盛,正气不支,肺卫之邪直陷厥阴心包,称为逆传心包。因温邪蒙蔽,神明内乱,心阳内郁,故见神昏谵语,高热肢厥,舌蹇,舌质红绛等症。

80. 何谓血分证？血分证有何病理特点？

答：血分证是温热病最为深重的阶段。心主血而肝藏血，邪热深入血分，势必影响心肝二脏，而热邪久羁，耗伤真阴，穷必及肾，所以血分证是指邪热内迫血分，以心、肝、肾病变为主。血分证的病理特征除具有营分证候且较为重笃外，更见热盛动血、心神错乱、热极生风及虚风内动等病理特点。

81. 何谓中焦病证？中焦病证如何分型？

答：中焦病证是指温热之邪侵袭中焦脾胃，邪从燥化和邪从湿化所表现的证候。温邪自上焦传入中焦，脾胃二经受病，若邪从燥化，表现为阳明燥热伤阴之征；若邪从湿化，则成太阴湿热证。